NIKKEI BUNKO
日経文庫

メンタルヘルス入門

島 悟

日本経済新聞出版社

はじめに

本書は、職場でマネジメントをされている方や人事労務の担当者を念頭に置いて書いたものです。二〇〇六年は、職場のメンタルヘルス対策にとって画期的な年になりました。労働安全衛生法が改正されて、職場におけるメンタルヘルスに関する施策が一段と強化されたのです。特記すべきは、過重労働（働きすぎ）の方に対する面接指導が一部義務化されたことです。従来はメンタルヘルス対策と言っても努力義務でしかなかったので、この法改正において対策が格段に強化されたことになります。職場のメンタルヘルスが危機的状態にあり、それだけ待ったなしの状況で、メンタルヘルス対策が重要な政策課題になってきたということです。

メンタルヘルスというと、「どうも取っ付きにくい」「何をしてよいか分からない」という声をよく耳にしますが、実はメンタルヘルス対策はとてもシンプルです。専門家でない方が、メンタルヘルスということに対して分かりにくい印象を持たれるのも無理ないように思いますが、そうであれば、なおさらシンプルに考えるべきです。そして、メンタルヘルスについては、「基本に忠実に」あるべきですが、同時に柔軟性も必要です。

究極的には、「何のために」「誰のために」、メンタルヘルス対策を行うのかが問われます。

メンタルヘルスケアにおいては、担当者の人間力次第であると著者は考えています。しかしながら万人が相応の人間力を持っていると想定するのは非現実的ですので、結局のところ、最低限の対策を行っていただきたいがために、本書を世に出した次第です。

本書は、以下の構成になっています。まずⅠ章では、昨今、職場のメンタルヘルスがいかに厳しい状況になっているのを示します。まさに危機は身近に迫っています。Ⅱ章では、メンタルヘルスへの取り組みの切り口として「ストレス」について解説しました。Ⅲ章では、ストレスにより、どのような「心の病」が見られるのかを知っていただきます。Ⅳ章では、わが国で、これまでのメンタルヘルス対策を振り返り、二〇〇六年の改正労働安全衛生法および新メンタルヘルス指針が企業に要請していることを解説しました。Ⅴ章では、マネジメントや人事を行う上で、具体的に何をすればよいのかを示しました。巻末資料では、どのような医療機関および相談機関があるか、まとめました。本書をお読みになった方が、明日からでも職場のメンタルヘルスの改善に着手していただければ幸いです。

二〇〇七年三月

島　悟

メンタルヘルス入門――〔目次〕

目次

［I］

なぜ職場のメンタルヘルスが重要か

1　心の健康が悪化している

(1)　あなたは大丈夫ですか？——ある男性会社員のケース

先日、三八歳男性の会社員の方にクリニックでお会いしました。社内の保健師さんからの紹介です。

「身も心も疲れ果ててしまった。何もしたくない。会社にも行きたくない。せっかくの休みの日になっても、何もする気がしない。生きていることに疲れた……。寝る時間がないし、寝ようと思っても頭がカッカして眠れない」

聞けば、毎日午前様。以前は終電で帰っていたが、今はタクシーで帰宅する毎日であるとのこと。客先に行くことも多く、ときには会社に泊まり込んでしまう。会社の廊下に敷いたダンボールで仮眠する。ホテルを取っても、数時間しか寝られないと思うと面倒くさくなって、その場で新聞紙を敷いて寝てしまうこともある。そんな毎日が当たり前になってしまったというのです。

取引先の企業はもっと大変で、人が少なく、メチャクチャな状況らしい。結局のところ、コスト削減、固定費削減という掛け声で、人を減らしている。営業の話では、厳しい受注合戦のため、大幅に値引きしないと仕事が取れないらしい。営業は無理な見積もりを出して仕事を取ってくるので、現場の担当者は本当に困っている。人も足りないし、無理をしても利益が出にくいビジネスの構造になっていると、厳しいビジネスの現状をしばし語っていました。

私のほうからは、「軽いうつ病になっているようですね」と告げて、「お薬を出しますから、しばらくお休みしたらどうですか」と提案しました。

(2)　職場の健康問題は今やメンタルヘルス対策に

読者の皆さんは、これが極めて特殊なケースとお考えになりますか。実は、決して珍しいことではないのです。昨今、職場におけるメンタルヘルスが注目されてきている背景として、職場において心の病を抱える社員が顕著に増加していることがあります。以前から一〇〇〇人単位の従業員のいる大企業では、メンタルヘルスへの取り組みは重視されていましたが、最近では従業員一〇〇人以下の企業においてもメンタルヘルスへの取り組みが始まっています。厚生労働省の調査によると、心の健康対策に取り組んでいる事業所は一〇〇〇人以上の規模では約九〇%、三〇〇人以上の規模でも六〇%を超えています（二〇〇二年労働者健康状況調査。同年の調査が最新）。それだけ、心の病が事業所の規模を問わず、広範に見られるようになってきたということです。

歴史を振り返りますと、職場での健康問題の出発点は結核対策でした。今では結核という病気を知らない人もおられるかもしれませんが、かつては若い人を襲う「死に至る病」として非常に恐れられました。戦前は多くの有名人が若くして結核で亡くなりました。職場の健康管理の原型になったのは旧日本軍の健康管理ですが、そこでの最重要課題は結核でした。戦後の健康管理では、結核に引き続いて、有害物質などによる健康への影響が問題とされました。公害病の時代ですね。その後は、成人病です。成人病は、「生活習慣病」、さらに最近では「メタボリック・シンドロム」と名前が変遷してきています。そして現在、メンタルヘルスの時代を迎えたわけです。

心の病を抱えている方が増えているだけでなく、心の病のために長期にわたって仕事を休む方が増えています。会社によっては、長期間休んでいる方のほとんどが心の病という状況です。特にＩＴ企業や金融関係では心の病により休む方が多いとされています。

⑶　自殺大国・日本

図表1　男女別の自殺者数の年次推移

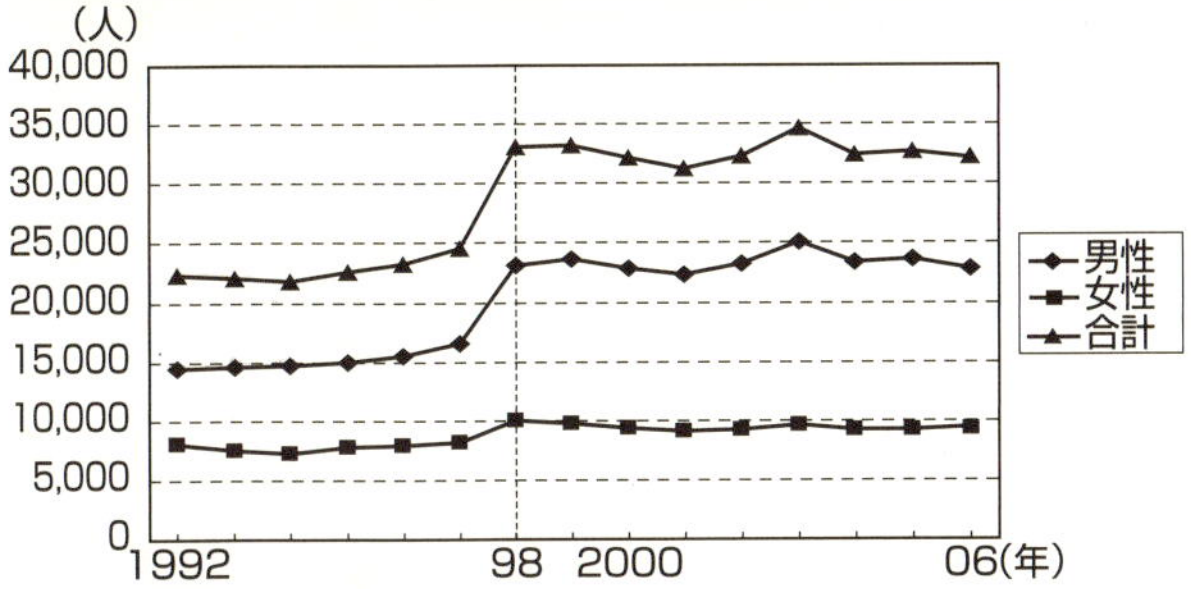

(出所)　警察庁

▶1998年以降、自殺が多くなっている

心の病は、悪化すると不幸な事態に至ることがあります。つまり自殺です。とても残念なことに、日本では一九九八年以降、自殺による死亡が急増しています（図表1）。警察庁のまとめでは、二〇〇五年の自殺者数は三万二五五二人にものぼります。同じ年の交通事故死者数は七九八一人ということから、自殺者数の多さがうかがえるでしょう。性別では男性、年代では三〇代・四〇代・五〇代が特に多くなっています（図表2）。原因・動機別では経済生活問題、そして勤務問題が多くなっています。

日本の自殺率は、先進国ではもっとも高い水準になっています（図表3）。自殺大国とすら言われています。世界で自殺の多い国は、ロシアやバルト三国など、旧ソビエト連邦の崩壊にともなって誕生した国です。こうした国では急激な社会変動が起こっているこ

図表2　年齢階層別に見た自殺率の推移（人口10万人当たり）

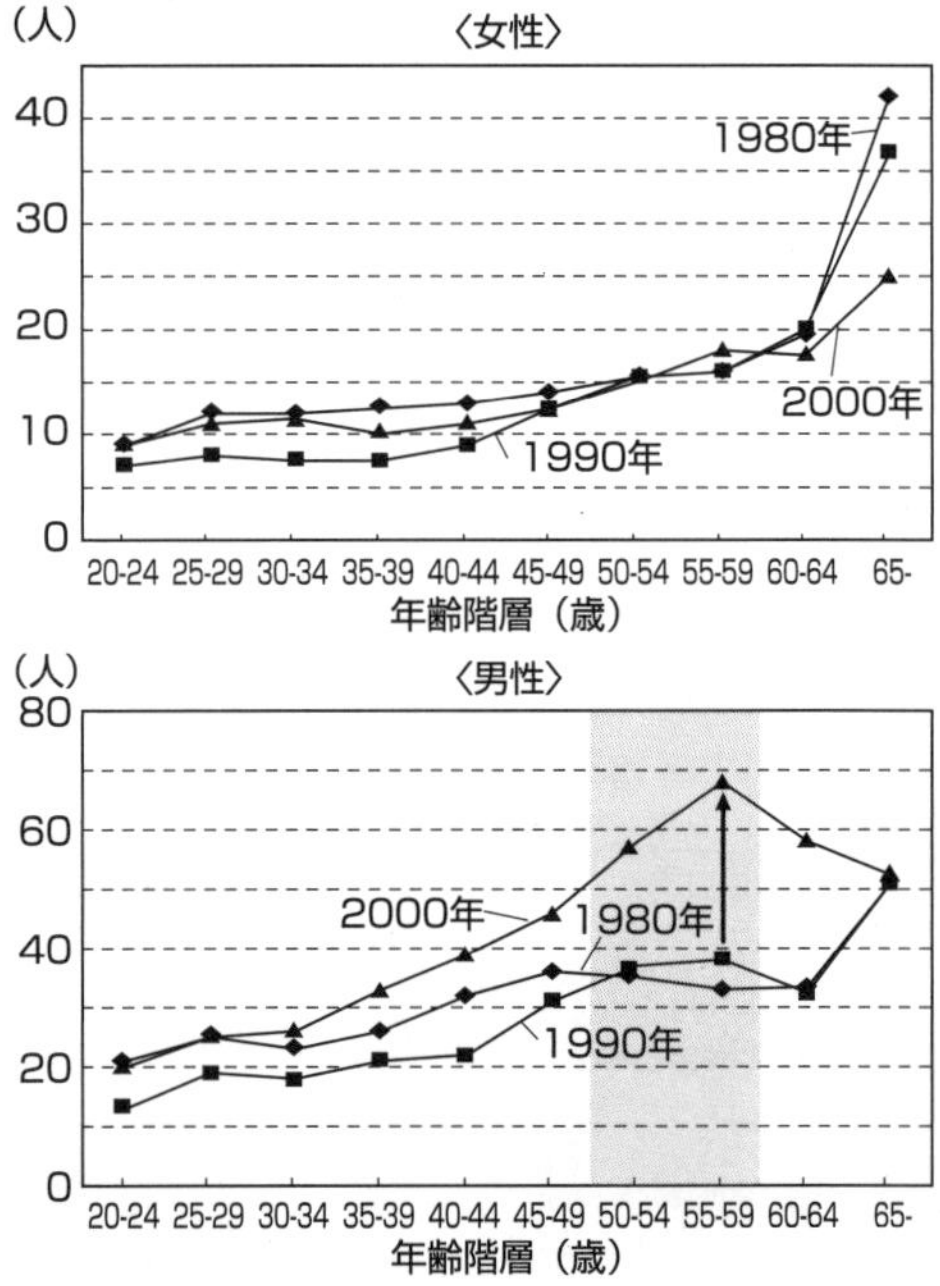

（出所）厚生労働省「人口動態統計特殊報告」

▶近年、30代・40代・50代の男性の自殺が増加している

とが自殺の背景にあると考えられています。これらの国では一時は希望が見えたのに、希望が幻滅に置き換わったために自殺が急増したとも言われています。

日本でも、バブル経済崩壊以降に、急激な社会変動が生じ、そのことが自殺急増の背景にあるのでしょう。バブル経済崩壊により、企業収益が一挙に悪化し、金融機関や大企業も含めて、大型倒

図表3　世界の自殺の現状（人口10万人当たりの自殺率）

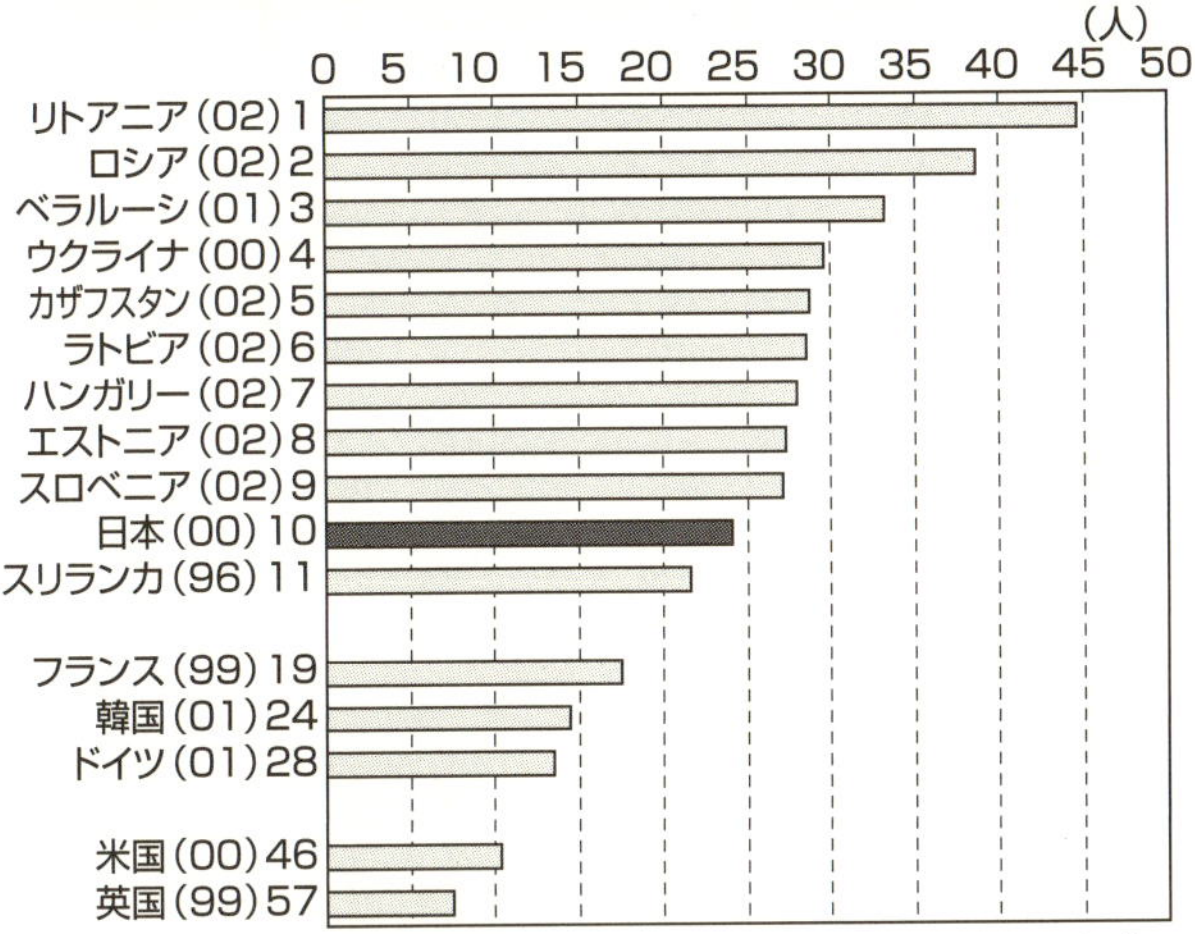

（出所）　WHO（世界保健機関）。国名隣のカッコ内が調査年で、右隣は順位。2004年9月段階でもっとも新しい各国のデータ

▶日本の自殺率は先進国の中でもっとも高い水準にある

図表4　職業別の自殺者数の年次推移

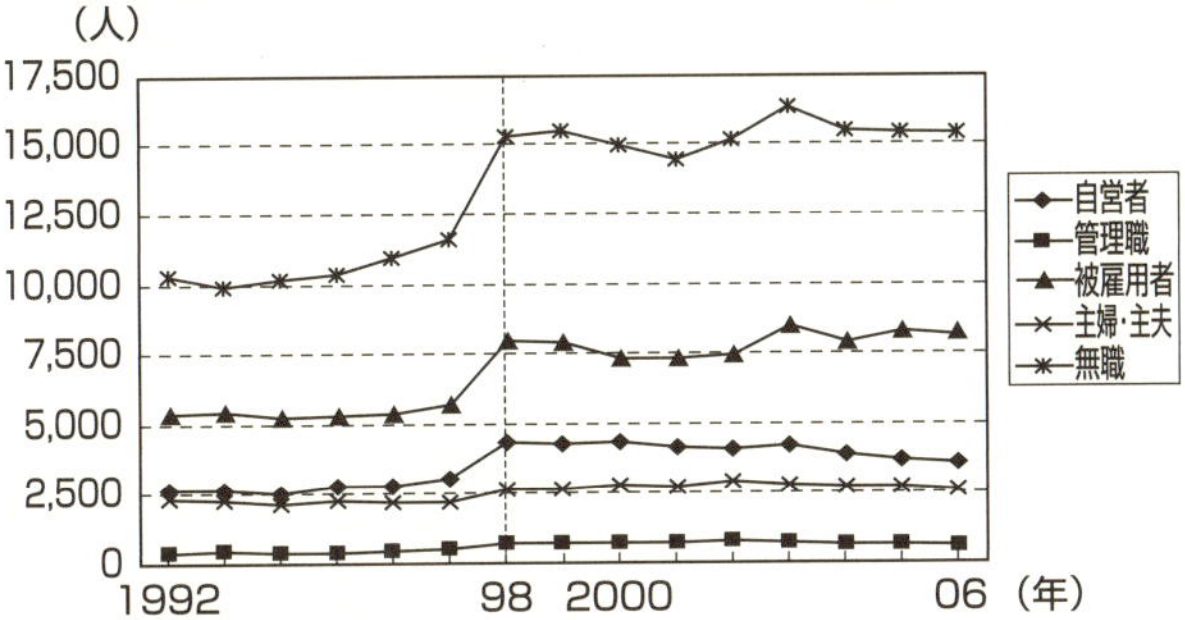

（出所）　警察庁

▶職業別では無職と被雇用者（労働者）の自殺が増えている

産が続きました。新規採用は極端に抑制されて、人員整理がごく普通に行われる時代になり、有効求人倍率は急落し、失業率は上昇しました。将来が見えにくい時代になりました。報酬は減り、いつリストラされるかもしれず、労働に対する社員の価値観が変わり、社員は生き方の変更を余儀なくされることになりました。この過程で自殺が急増したのです。

日本人全体の自殺が急増していますが、そのなかで労働者の自殺も増えています（図表4）。景気が回復すれば、そのうち自殺が減るだろうと思われていましたが、戦後最長と言われるほどに景気が回復しているにもかかわらず、自殺は一向に減っていません。

(4) 自殺増加の背景には心の病の増加がある

自殺の背景には心の病があります。うつ病など心の病が増えているのです。最近の統計を見ると、医療機関を受診するうつ病の方が急増しています（図表5）。この増加の主な原因は、三つあると考えられます。

第一は、うつ病の方が実際に増えているということです。生きにくい世の中になり、仕事がしにくい職場になり、老後憂いなく暮らすことの困難な世の中になり、不安が蔓延しているために、うつ的になる方が増えていると考えられます。家庭でも、地域でも、学校でも、職場で

図表5　気分障害（うつ病）の受療率の推移（人口10万人当たり）

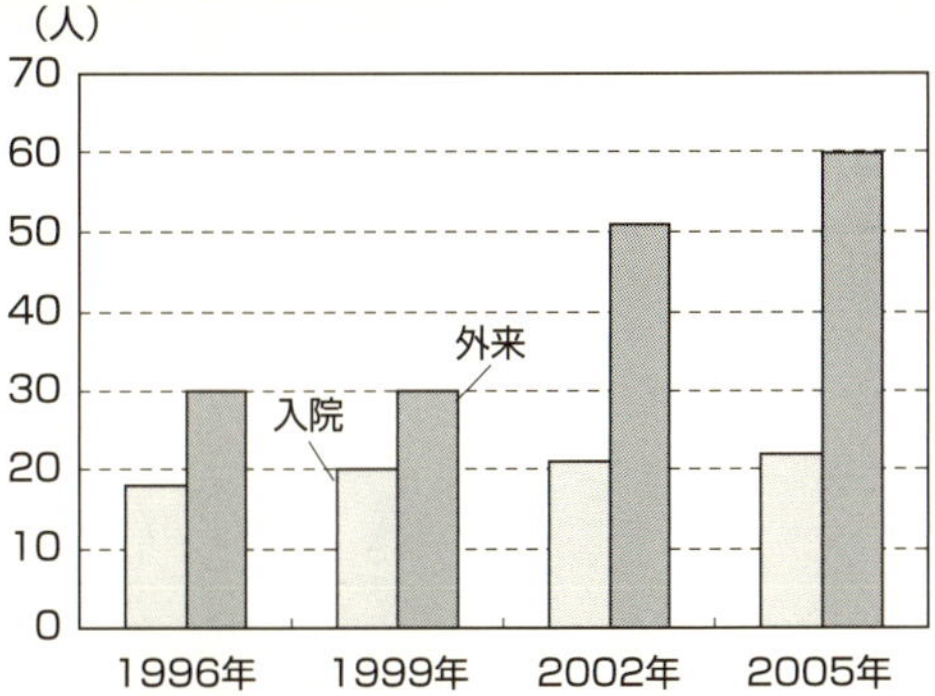

（出所）　厚生労働省「患者調査」

▶医療機関を受診するうつ病の人も増えている

も、一人ひとりがバラバラの存在になっています。お互いに支え合う気持ちの余裕がなくなり、全員が競争相手になるような社会になっています。かつては悩みを分かち合えた仲間もいなくなりました。「勝ち組」「負け組」の時代です。昨今では、殺伐とした心象風景があらゆるところに見られると感じています。

このうつ病の増加は、日本に限りません。国連の下部組織である世界保健機関（WHO）の予測では、二〇二〇年には、うつ病は狭心症《きょうしんしょう》や心筋梗塞《しんきんこうそく》といった虚血性心疾患《きょけつせいしんしっかん》についで、社会に負担を与える病気の第二位になると予想されています。ちなみに、現状でも上位一〇の疾患のうち、実に五つがメンタルヘルスに関連する病気です。このようにメンタルヘルスは地球規模の問題なのです。

増加原因の第二は、うつ病に関しては情報が行き渡るようになり、自分で、うつではないかと気になって医療機関を訪れる方が増えていることです。本人だけでなく、家族や同僚など周囲の人々が気づいて本人に受診を勧める場合も増えています。このこと自体は、とてもよいことです。健康教育の成果とも言えるでしょう。

しかし問題がないわけではありません。知識が普及したために、ちょっとしたことでも、うつではないかと過剰に心配する人が増えてきているのです。過度に心配をして右往左往するとなると行き過ぎですね。情報過多の産物です。正確な情報を提供することが大切です。

第三は、うつ病の方を治療する医療機関が増え、うつ病の方にとって選択肢が広がり、敷居が低くなったことです。最近では、特に都市部では、「心療内科」や「神経科」のクリニックが雨後の竹の子のように、いえそれ以上に急増しているのです。世の中、不思議なことに、受け皿が増えればその分利用者が増えるものなのです。需要が掘り起こされたのでしょう。

(5) 過労も自殺を引き起こす

読者の皆さんは「過労死」や「過労自殺」という言葉をご存じでしょう。「過労死」という言葉は、一九七〇年代後半に上畑鉄之丞《うえはたてつのじょう》医師が提唱したものです。「過労」と「心臓病あるいは脳血管障害などの病気」の間に因果関係があるとしました。発表当初は、過労により心臓や脳血管系の疾患になるということは医学的には認められないものであり、非科学的であるという批判を受けましたが、最近ではごく一般的に使用されています。「狭心症」「心筋梗塞」「脳血管障害」というのが正確な医学用語です。「過労死」は医学用語でなく、社会学用語であり、そのために批判されたのです。

しかし、「過労」という状態と「心臓病あるいは脳血管障害などの病気」を結びつけて、過労を生むような過度の残業に対して警鐘を打ち鳴らしたという社会的意義は非常に大きかったと思います。それまでも、「日本人は働き過ぎである」「表に現れないサービス残業が多い」などと言われて問題視されていましたが、この過剰な残業と健康障害の関係性を指摘した上畑医師の功績は大きかったと言えるでしょう。

その後、約二〇年経過して、九〇年代後半になり「過労自殺」という言葉が川人博弁護士により作られました。つまり、この間に過労問題が、「身体の死」から「精神の死」にまで至ったわけです。

この経緯は、とても示唆に富みます。というのは、クリニックで診療をしていますと、身体の症状が最初に現れて、数週間後、数カ月後に精神症状が見られることをしばしば経験します。つまり振り返れば、身体症状は「警告」であったということになります。身体症状は、私たちを守る仕組みとしての早期警戒システムであり、そのシステムが発動されて、アラームが発せられたわけですね。

軽微な身体症状が出ている時期に、仕事のペースを落とすとか、睡眠時間を確保するように気をつけるとか、リラックスできるようなことを心がけるといった対応を取ることによって、重い身体の病気や心の病になり、最悪のシナリオである死に至ることを防げるのです。

身体のレベルでの問題の出現が、心の領域という、より深いレベルでの問題の出現につながり、さらに実存のレベルというもっとも深いレベルに達した瞬間に、底が抜けたような状態になり、人は死を考えて死を決意するということになるのかもしれません。

したがって、個人も組織も、軽度な身体的問題が繰り返して見られた際には、いずれ本格的な身体的問題や精神的問題が出現する前兆と考えるべきかもしれません。過労死・過労自殺は一向に減っていません。心の病に関する労災申請や民事裁判は増え続けています（図表6）。心の病による労災の請求件数・認定件数において三〇代がもっとも多いというのは注目すべきです（図表7）。三〇代はもっとも負担を受けている年代でしょう。この過労自殺は、職場における心の病の現状を明瞭に示すものなのです。

図表6　過労死・精神障害による労災の請求／認定件数

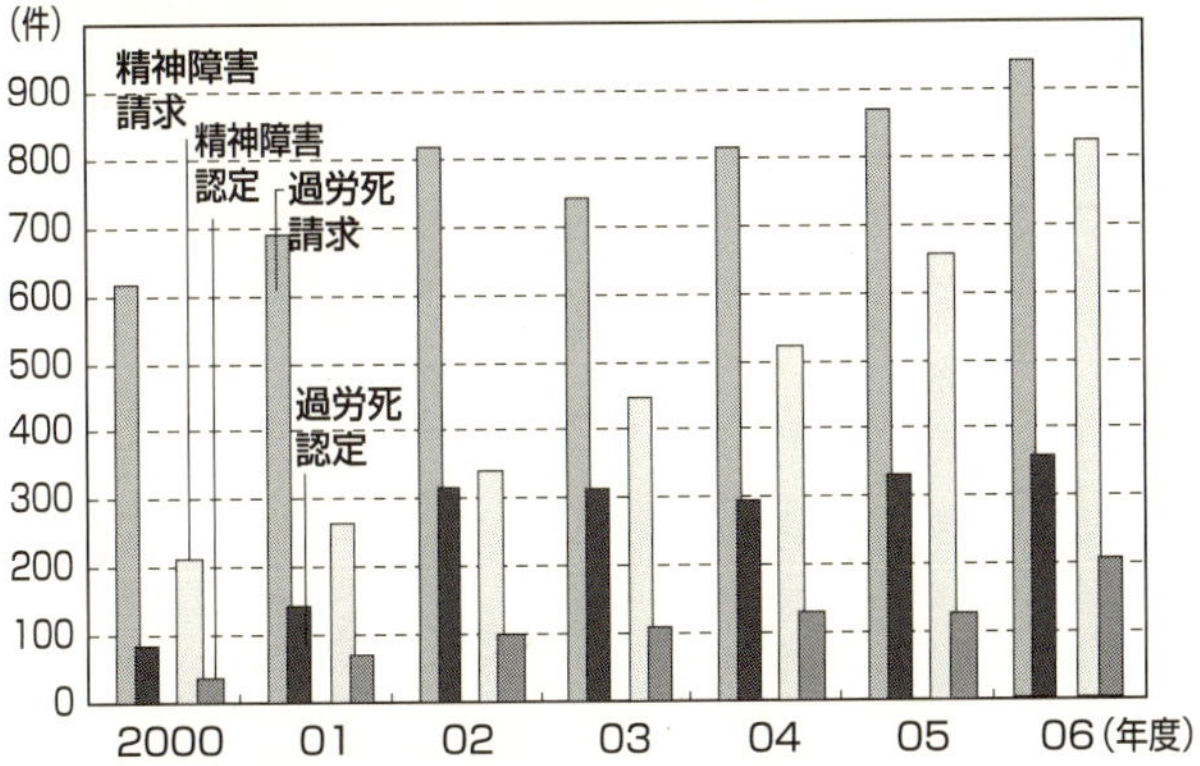

(出所)　厚生労働省

▶過労死・精神障害による労災請求は増加している

図表7　年代別に見た精神障害による労災の請求／認定件数

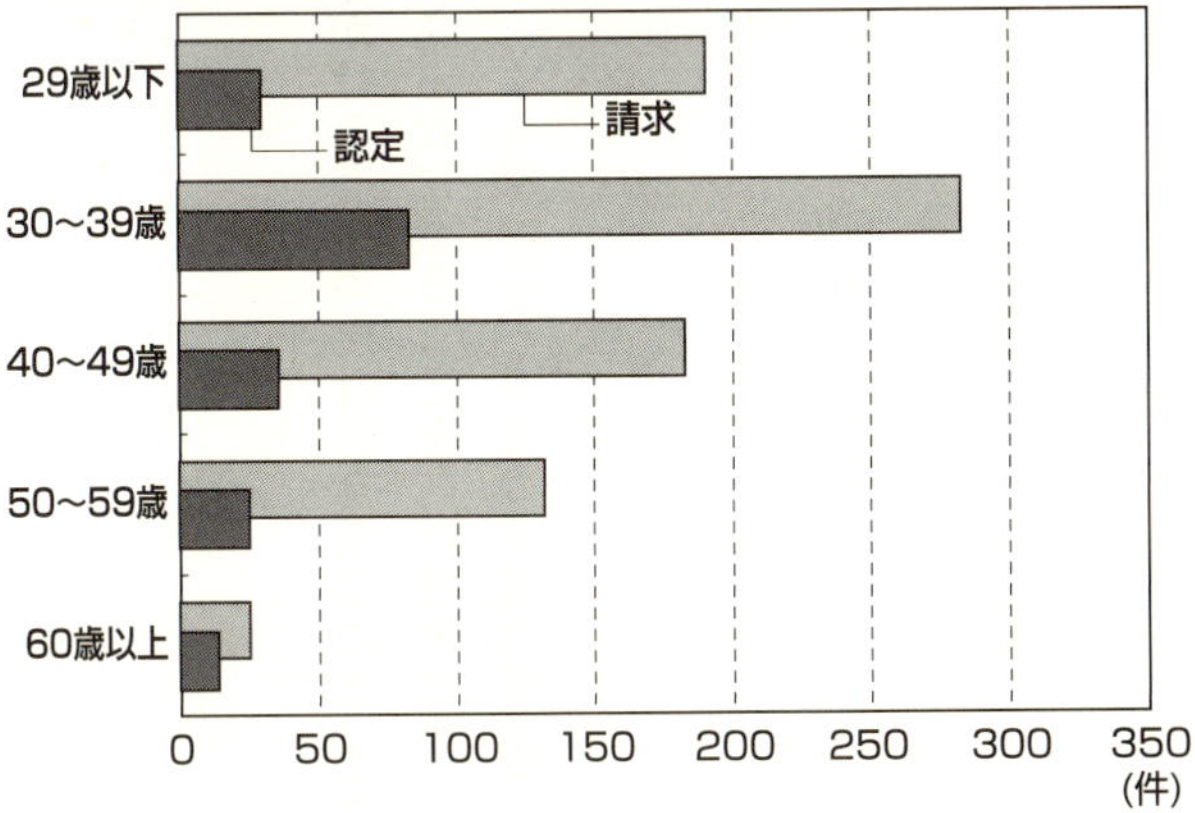

(出所)　厚生労働省。数値は2006年度

▶精神障害による労災請求／認定は30歳代がもっとも多い

2　増え続ける職場のストレス

(1)　六割以上の労働者がストレスを感じている

厚生労働省が五年ごとに行っている労働者調査を見てみましょう。この調査では、およそ一万六〇〇〇人の被雇用者を対象としてさまざまな観点から労働衛生に関するリサーチを行っています。その中で、職場のストレス要因に関する調査項目があり、被雇用者が「仕事や職業生活での強い不安、悩み、ストレスを感じているかどうか」という点と、その内容が含まれています。

この調査の結果では、六割以上の労働者が仕事や職業生活での強い不安、悩み、ストレスを感じていると回答しています。この数字は、一九八二年の調査開始以降、調査を実施するごとに上昇していましたが、一九九七年の調査と二〇〇二年の調査では、ほぼ横ばいとなっています（図表8）。ピークに達しているということでしょうか。

職場のストレスの内容に関しては、興味深い結果が得られています。男女を問わずもっとも頻度が高いのは、「職場の人間関係」です（図表9）。人間関係についで多いのは、「仕事の質」

図表 8　職場で強い不安、悩み、ストレスがある人の割合

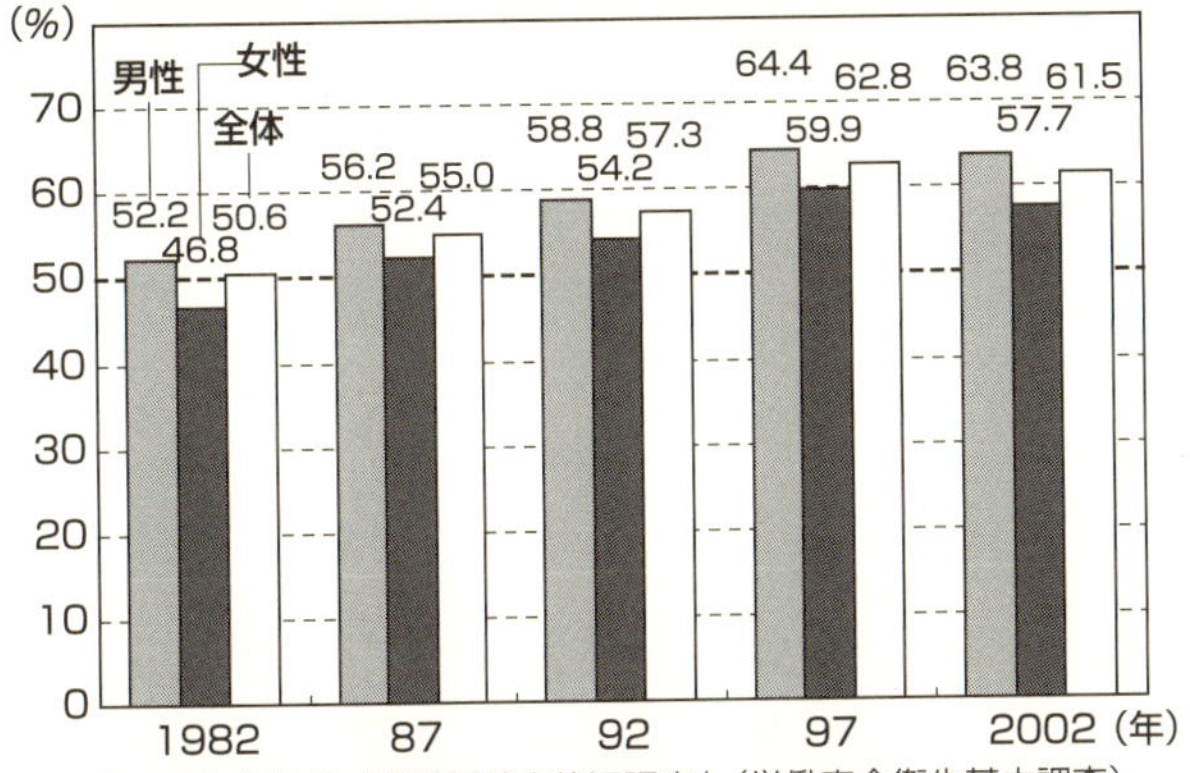

（出所）　厚生労働省「労働者健康状況調査」（労働安全衛生基本調査）

▶ **6 割を超える労働者が職場でストレスを感じている**

図表 9　職場で感じているストレスの状況（内容）

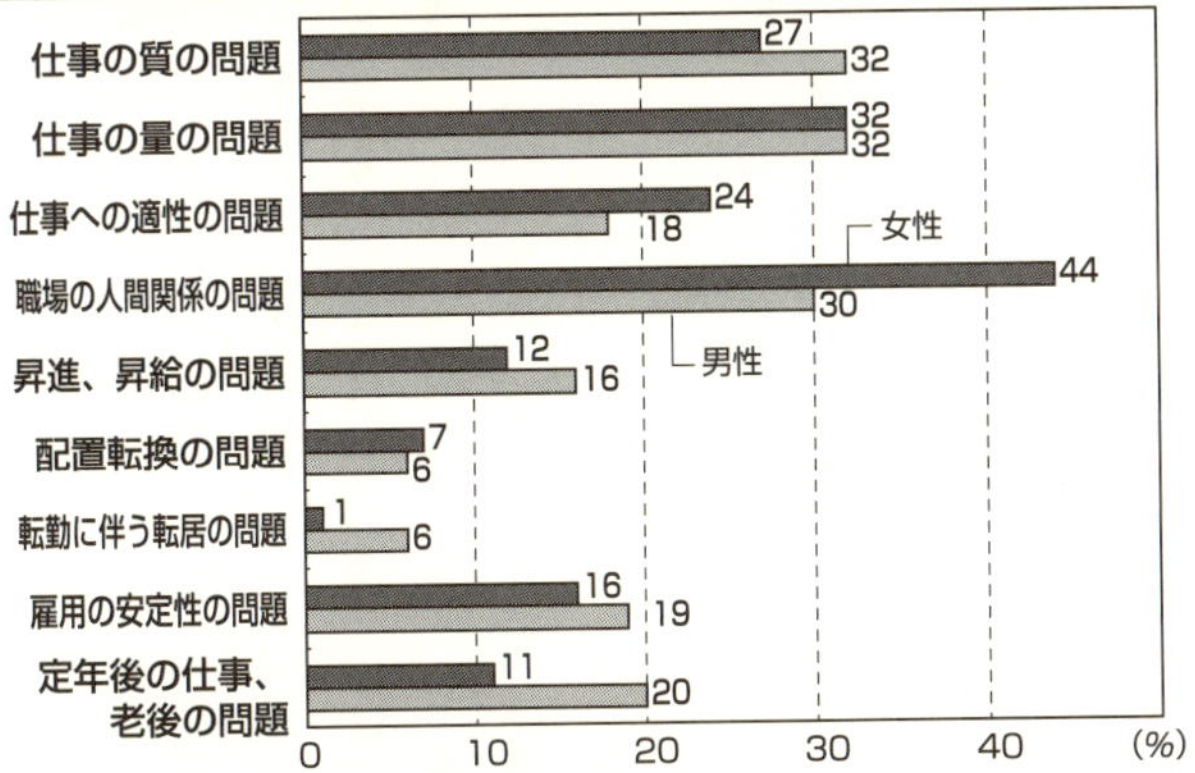

（出所）　厚生労働省「労働者健康状況調査2002年」（労働安全衛生基本調査）

（注）　「労働安全衛生基本調査」は毎年テーマを変えて 5 年周期で実施しており、「労働者健康状況調査」は2002年が最新の調査

▶**ストレスの原因でもっとも多いのは職場の人間関係**

です。ほぼ同じ程度ですが、「仕事の量」がこれに続きます。さらに、「仕事への適性」「昇進、昇給」「定年後の仕事、老後」「雇用の安定性」などと続きます。

このように仕事に関しては、単純に仕事量が多い少ないという問題ではなく、高度な仕事に従事することや、クレーム処理などストレスの強い仕事に従事することでのストレスが大きな問題となってきています。さらに世相を反映して、雇用問題が重大なストレス要因となってきています。

ストレス要因は職場に限らず、家庭の問題など多種多様ですが、職場のメンタルヘルス対策では、主として職場に関係したストレス要因を取り上げます。主に職場のストレス要因を扱うのは、事業者責任で行われる産業保健活動の枠組みでは、職場のストレス要因に対する対応を事業者として求められているからです。業務外の要因に関して事業者は責任を負うことはありません。またプライバシー保護の観点から、業務外の事柄に関して情報を得ることは避けるべきでしょう。

しかしながら、実際のケースにおいては、職場の問題と職場以外の問題の両方が存在することが多く、どちらか一方という場合は少ないのです。さらに当初は職場の問題であったのが、心身の不調をきたした結果として、家庭の問題を引き起こすこともあります。その逆のこともあります。職場の問題と職場外の問題には関連性のあることも少なくありません。

(2)　何がストレス要因になっているのか

次に、最近の職場においては、何が特にストレス要因になっているのかを見てみましょう。

①揺れる雇用制度

これまでわが国特有の雇用慣習とされてきた年功序列制と終身雇用制は、事実上終焉過程を迎えています。退職金制度まで廃止する企業も出てくるといった状況になってきているのです。これまで職場は、社員にとって「疑似家族システム」(家庭的雰囲気のある居場所)として機能していた面が強かったのですが、こうした機能が失われつつあります。これは、社員にとっては重大な支えを失うことになります。現在、新しい雇用ルールを定める労働契約法制が論議されていますが、雇用に直接かかわる法律ですので、とても気になります。

②成果主義などの新しい評価制度、裁量労働制などの新しい労働形態の導入

昨今、成果主義・裁量労働制などの新しい評価方法や労働形態を導入する企業が増えてきて

います。成果主義は、富士通で大々的に導入し、その後見直しせざるを得なかったと伝えられていますが、成果主義は職場のストレスに非常に大きな影響を与えます。ぬるま湯社会に喝《かつ》を与えたかもしれませんが、そのインパクトは予想以上でした。成果主義と裁量労働制は不可分の関係にあり、就労における裁量権が著しく拡大されて、やりがいにつながっている部分もあります。しかし何らかの理由で成果の出ない人にとっては、非常にストレスの強い状況となりえます。

現在、日本版「ホワイトカラー・エグゼンプション」(一定以上の給与を支払われている社員などには労働時間管理をしない方法)が論議されています。労働時間法制の動向も、メンタルヘルスとの関係で非常に気になるところです。

③常にスキル向上を求める職場

グローバル社会化とＩＴ(情報技術)社会化など、ビジネス環境の変化が速い社会になり、社員は常にスキルの向上を求められています。単純なパソコン操作だけでなく、より高度なコンピュータリテラシーを必要とされます。また英語など外国語対応も必要になる機会が増えています。さらに正規(雇用)社員が非正規(雇用)社員を管理することも増えています。たとえ入社後日が浅い若手社員であっても、非正規社員の管理をせざるを得なくなっているのです。

④多様な雇用形態・多様な被雇用者

嘱託社員、契約社員、派遣社員、パートタイマー、アルバイトなど、多様な非正規雇用者が同じ職場で働くことが一般的になってきています。多様な雇用形態の社員が混ざって仕事をすると、人間関係が複雑になっていきます。また同じ仕事をしているのに、どうしてこれほど待遇が異なるのかという話にもなりかねません。お互いに支えあうことは少なくなり、足を引っ張り合うことも増えてきます。また外国人社員が増加するなど、社員のバックグラウンドも多様になっています。

3　メンタルヘルスとは心の健康の保持・増進

(1)　メンタルヘルスとは何か

さて、これまで職場のメンタルヘルスが重要になってきた背景について説明してきましたが、そもそも「メンタルヘルス」とは何でしょうか。

簡単に言えば、「心の健康を保つこと」です。もっと言えば、「よりよい健康な心を得ること」です。そして、意に反して心の健康を害した場合には、「早く治療を受けること」です。上司や周囲は、受診を支援することになります。そして、部下が休職した場合には、上司は職場への復帰を支えます。適切な職場調整を行って、ケアをすることになります。

さて、わざわざ「メンタルヘルス」とカタカナで書かれているのには理由があります。主な理由は、偏見です。「精神病」や「心の病」などの言葉につきまとう偏見を避けようとしてメンタルヘルスという言葉を使用しているわけです。病院によっては、「神経科」や「精神科」という言葉を使わずに、「メンタルヘルス科」という言葉を使っているところもあります。「ストレス科」という言葉も使われています。

偏見は本当に根強いものです。誰でも、置かれた状況によっては心の病になる可能性があり、本人が弱いとか甘えているということではありません。それなのに、本人も周囲も精神主義になりがちです。つまり「喝を入れよう」という感覚です。困ったものです。

(2)「心」と「身体」には深い関係がある

メンタルヘルスの意味は、文字通り「心の健康」ですが、硬い言葉を使えば「心の健康の保持・増進」を目指すものです。つまり、心の健康を保ち、そしてよりよい状態に持っていくための活動ということになります。すると、そもそも「心」とは何か、「健康」とは何かをとらえる必要があります。次に、「心」および「健康」について説明しましょう。

現代では、さすがに「心」の座が脳にあることを知らない人はいないでしょう。しかし、「心を病む」と胸がドキドキすることから、昔は心の座は心臓にあると思われた時代もあったのです。「心が病む」とは、どういうことなのでしょうか。脳科学の発達により、人の脳に関して多くのことが分かってきました。昔は、ブラック・ボックスと言われて脳の中は分からないとされていましたので、隔世の感があります。脳科学の進歩により分かってきたことは、脳内には情報伝達のためのネットワークがあり、心の病ではこのネットワークが不調をきたすということです。セロトニン、ノルアドレナリン、ドーパミンなどの情報を運ぶ物質（「神経伝達物質」と言います）の働きがうまくいかなくなるといったことが心の病の原因と考えられるようになってきました。

そして、心と身体には深い関係があります。医学では、この関係を指し示すために「心身相関」という言葉を用います。心と身体には相互に深い関係があるということです。つまり、「心が元気であれば、身体も元気になれる」という意味であり、また「健やかな身体には健やかな精神が宿る」ということでもあります。

(3) 「健康」と「病気」は連続したもの

一方、「健康とは何か」という問いは、簡単なようで実は非常に難しい質問です。健康の定義として、世界保健機関（WHO）は、次のように述べています。「完全な肉体的、精神的及び社会的福祉の状態であり、単に疾病または病弱の存在しないことではない」（昭和二六年官報掲載）。何だか硬い表現ですね。この定義の特徴は、健康という概念を考える際に、身体的な側面と精神的な側面だけでなく、社会的な側面も重視したところです。私もこの考え方を支持しています。

現在、わが国では、国家戦略として健康づくりを行っています。二〇〇二年には「健康増進法」が制定され、生活習慣病およびその原因となる生活習慣等の課題について、九分野（栄養・食生活、身体活動と運動、休養・心の健康づくり、たばこ、アルコール、歯の健康、糖尿病、循環器病、がん）ごとの二〇一〇年度を目途とした「基本方針」「現状と目標」「対策」などが策定されています。基本的には一次予防（病気にならないための仕組みづくり：健康の保持増進）を重視した施策です。

図表10　メンタルヘルス活動の4領域

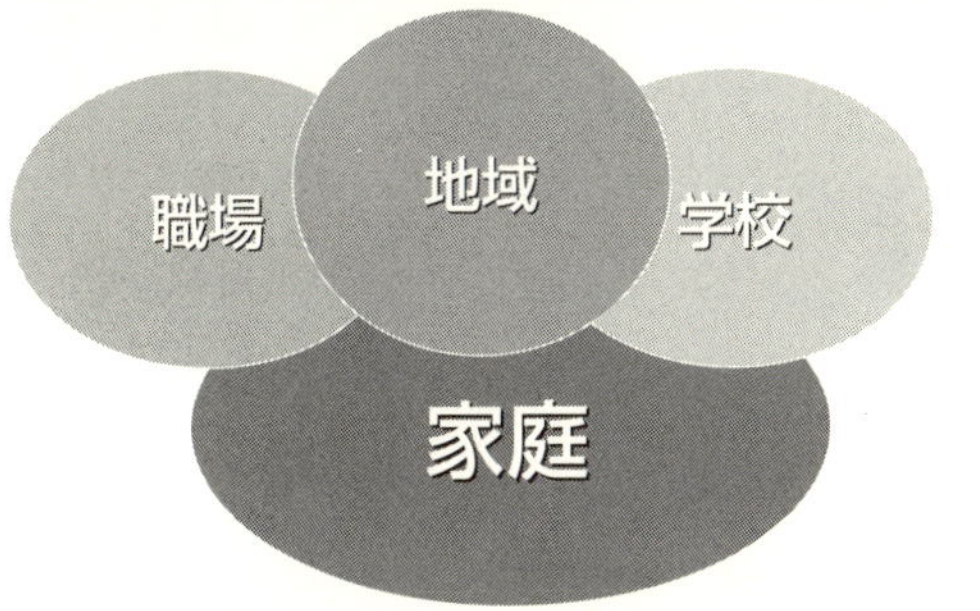

▶メンタルヘルス活動では家庭がもっとも重要で、すべての元になる

ところで、私たちの心身の状態は、「健康」と「病気」のいずれかではなく、実際のところは、健康度の非常に高い状態から病的な程度の強い状態までさまざまな段階があると考えたほうが実態に合っています。つまり、健康と病気は連続していると考えるわけです。「健康とは言えないが病気でもない状態」を、「不健康状態」とか「半健康状態」と呼びます。病気の一歩手前の状態です。このグレーゾーン（明確に病気であるという黒でも、健康であるという白でもない状態）にある人が少なくありません。

(4) メンタルヘルスにおける四領域では家庭が重要

当然ながらメンタルヘルスは、職場だけの課題ではありません。家庭、地域、学校における課題でもあります。図表10にこの四領域を示しました。家庭を一番大きく描いています。なぜなら、家庭がもっとも重要であり、すべての元であるからです。すべての元というのは、職場において、学校において、地域において、よいメンタルヘルスの状態で活動を行う上で、家庭のメンタルヘルスがよい状態であることが求められることが多いからです。

家庭の外での活動でストレスを受けて帰ってきて、安らぐ場が家庭です。もしその家庭に強いストレスがあったとしたら気の休まる場所がなくなってしまいます。よいメンタルヘルスの状態を得る上で、家庭の果たす役割はとても大きいと考えられます。近年、家庭の持つ支える働きが弱くなってきていることは気になるところです。

著者は複数の企業で産業医を務めていますが、最近、職場でお会いする方で、家庭に問題を抱える方が増えています。お子さんの問題、高齢者の介護問題、夫婦の問題などが増えています。特に少子高齢化社会を反映して高齢者の問題が大きくなってきています。

4　組織にとってのメンタルヘルス対策の意義

さて、組織にとってメンタルヘルス対策に取り組む意義は何でしょうか。何のためにメンタルヘルス活動をするのでしょうか。実際のところ、企業においては、これまではメンタルヘルス問題を避けてきたというのが現状です。周囲からすれば、「見たくないもの」「触れたくないもの」であり、本人からすれば、「見られたくないもの」「触れられたくないもの」だったのです。しかし、昨今ではメンタルヘルス問題は避けて通れなくなってきているのです。組織としてメンタルヘルス対策を行う意義は、次の四点に集約されます。

(1) コンプライアンス（法令順守）の観点から

メンタルヘルス対策は、労働安全衛生法という法律にもとづく行為です。この法律は労働者の安全と健康を守るために制定されたものです。メンタルヘルス対策に取り組むことは、この法律を遵守することになります。

安全衛生という言葉の並びに見られるように、これまでは安全のほうがより重要であると考えられてきました。第二次世界大戦後の日本において労働者の置かれた職場状況を考えてみますと、炭鉱の爆発事故など労働災害が頻発する時期があり、安全に関して特に配慮がなされてきました。衛生問題は二の次でした。その後、職場で用いる化学物質などによる健康障害が問題になり、衛生問題が注目されるようになりました。次に、化学物質の時代から、だんだんと生活習慣病の時代に移行し、ついでメンタルヘルスが前面に出てきたわけです。

二〇〇六年四月に改正労働安全衛生法が施行されましたが、その目玉はメンタルヘルス対策です。もっとも、この数年重大災害が発生し、安全問題も再び注目されています。

(2) リスクマネジメントの観点から

昨今では、メンタルヘルス問題はリスクマネジメント上の重要課題であると考えられています。企業は継続して利益を確保しなければ組織として存続しえません。そのため経営上のリスクマネジメントは最優先課題でしょう。たとえば、現代社会は個人情報の保護にはとりわけ敏感です。個人情報が流出するという事態は会社への信頼感を喪失させるものです。人に関して言えば、優秀な人材がヘッドハンティングで競合他社に引き抜かれるというのは重大なリスクでしょう。

リスクという意味では、健康問題により社員が業務遂行能力を喪失することは、個人情報の漏洩や優秀な人材の流出と同じく、組織にとって大きな痛手となります。心の病では、休業にいたることが多く、疾病休業をとる社員の多くは心の病です。したがってリスクマネジメントの観点からは、休業にまで至らないように早期に社員のケアをするような仕組みを考えることが重要になります。

　また、訴訟リスクもあります。心の病を発症したり、最悪、自殺に至った場合、メンタルトラブルが発生した原因や発生後の対応について、企業や管理監督者の対応に問題があった場合、社員から訴えられる可能性があります。

　たとえば、三洋電機サービス事件は、課長昇進後に仕事上の自信喪失などから自殺未遂を図った社員が、医師の診断書をつけて一カ月の休養を申し出たところ、上司は自律神経失調症という理由で休暇を取らないほうがいいとアドバイスをし、その結果、休暇を取得できずに働き、最終的には亡くなったというケースです。この上司の対応が安全配慮義務上問題であるとして、損害賠償を命じています。

　たとえ訴えられなくても、労働災害として認定されることも企業にとってはリスクと言えます。

⑶　企業の社会的責任（CSR）の観点から

　昨今では企業の社会的責任（CSR：Corporate Social Responsibility）の考え方がかなり普及してきました。このCSRのステークホルダー（利害関係者）の重要な部分を社員が占めています。

社員に優しい会社、社員を大切にする会社、社員の幸福に寄与しうるような会社であることがCSRの原点でしょう。社員に対するメンタルヘルスケアは、CSRの一環と考えるべきです。また従業員満足（ES：Employee Satisfaction）も重要です。メンタルヘルス対策を行うことはESの向上につながることが期待されます。

(4) 経営戦略の観点から

メンタルヘルスをポジティブに展開すれば、社員のモラールが向上し、モチベーションがアップし、組織への帰属意識も高まります。離職率が低下し、社員の定着率がアップします。優れた人材が残り、技術の伝承も容易になることが期待されます。

これらは全体として、企業経営に寄与しうることです。つまり、リスクマネジメントでは、メンタルヘルス問題によるロスをいかに減らすかという観点でしたが、経営戦略から言えば、メンタルヘルス対策は、結果的に生産性を上げることにつながるのです。また、よい人材を企業に引き留めることにもなります。さらに医療費や傷病手当金も削減できるので、健保財政にも寄与できるのです。

［Ⅱ］

心のトラブルが起きるメカニズム

ここまでお読みいただいて、今日職場のメンタルヘルスがなぜ重要であるのかが、ご理解いただけたかと思います。簡単に言えば、職場のメンタルヘルスの状況が悪化しており、組織としてこの問題に取り組むことが、緊急の課題になっているということです。

本章では、心のトラブルが起きるメカニズムを考えます。心のトラブルが起きるメカニズムの鍵は「ストレス」です。実際、職場におけるメンタルヘルス対策の主要な部分は、ストレス対策です。ストレスを対象にすることで好都合なのは、まず「ストレスなんか自分とは関係ない」と、ストレスを否定する人はごく少ないことです。またストレスへの対策は、メンタルヘルスだけでなく、身体の健康にも関係することです。過労死と過労自殺の背景は同じなのです。

1　ストレスについて知ろう

(1)　ストレスの実態は見えにくい

昨今では、「ストレス」という言葉はあまりにも日常的に口にされることが多くなりました。しかし、人々がストレスの存在に注意深くなっているというよりは、むしろストレスが日常的であるがゆえに、ストレス要因への意識が希薄化し、ストレスから読み取るべき危険のサインに鈍感になってしまっているとも考えられます。またその実態の見えにくさは、ともするとストレスがあらゆる疾患や悩みの原因であるという漠然としたイメージをも生み出してしまいます。

職場は確かにストレス要因の多い環境です。しかし同時に、新たな自己を発見・開発し、精神的な成長と自己実現の機会を与えられる場でもあります。自己成長を感じられる職場は、組織としても健康で、生産性が高い職場です。つまり、ストレスをつらく感じるということもありますが、ストレスはよい刺激にもなりうるのです。

⑵　まずストレスモデルを知ろう

ストレスを正しく理解するために、まずはストレスモデルをご覧ください（図表11）。この図は、米国の国立産業安全保健研究所が作成したモデルを修正したものです。

この図では、ストレス要因によりストレス反応が生じて、その反応がときに疾病（病的状態）に至る流れを示しています。つまりストレス反応は、病気ではありません。ストレス反応が出ている時期に無理をしなければいいわけです。ストレス反応は警告と受け止めてください。

図表11　ストレスモデル

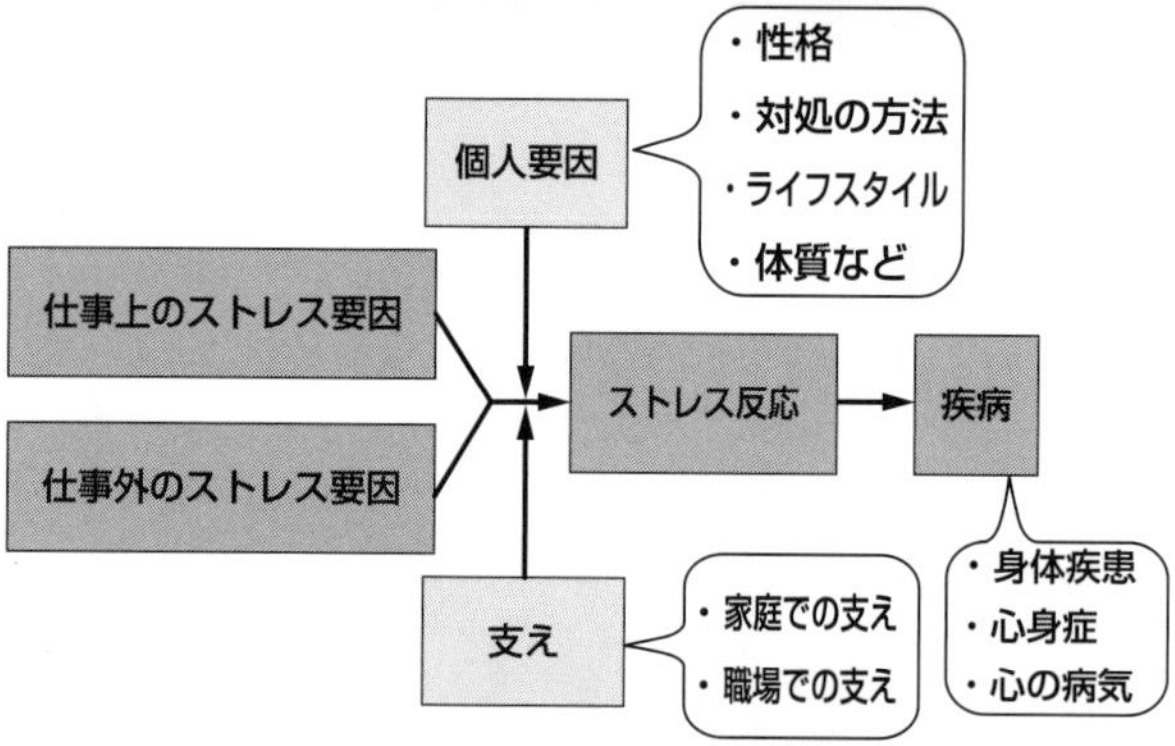

（出所）　米国・国立産業安全保健研究所のモデルを修正

▶ストレス要因によりストレス反応が生じ、ときに疾病に至る

次に、ストレス要因を仕事に関連したものと、仕事に関連しないものとに分けています。そして、ストレス要因によりストレス反応が見られる上で、多くの要因が関係することを示しています。ここでは、関与する要因を「個人要因」と「支え」に分けています。重大なストレス要因であっても反応が小さい人もいれば、小さな出来事であっても反応が大きい人もいます。その反応の大小には、これらの要因が関係しているわけです。

大雑把に言えば、図表12に示したように、昨今の職場のメンタルヘルスの悪化は、職場のストレスが増えていることと、サポート機能の低下に加えて、個人のストレス耐性の低下が主要な要因であると考えています。それでは、この

図表12　職場のメンタルヘルスの悪化要因

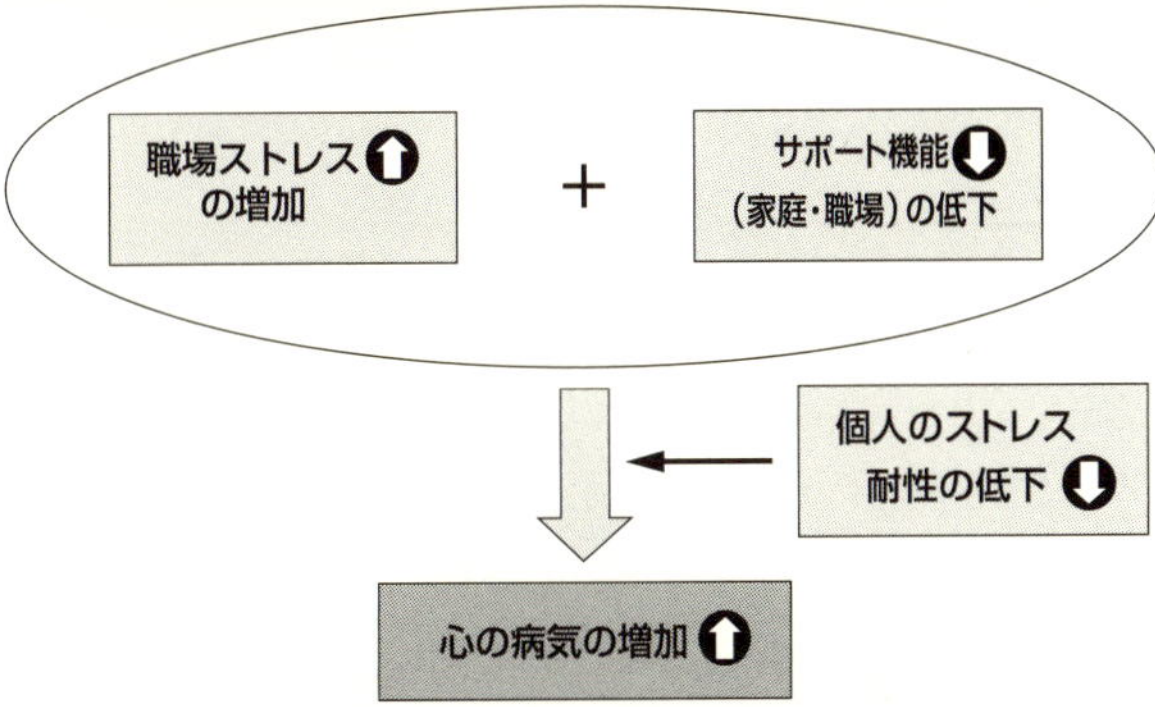

▶職場ストレスの増加とサポート機能の低下が悪化の原因

ストレスモデルに沿って解説を進めることにしましょう。

(3)　ストレス要因とストレス反応を分けることが第一歩

ストレスという言葉は、もともとは工学系の言葉ですが、だんだんと心理学の分野でも用いるようになりました。図表13に示したように、手で押さえるというストレス要因が加わると風船がへこみます。工学系におけるストレスは、この「へこみ」を意味するものでした。手を離すと、ストレス要因はなくなるので風船は元の形に戻ります。しかし、長時間にわたって手で押さえ続けたり、強い力を加えたりすると、風船は変形して元の形に戻らなくなることもあります。ストレスという言葉には、ストレスの原因となる要因（「ストレス要因」あるいは「ストレッ

図表13　ストレスとは

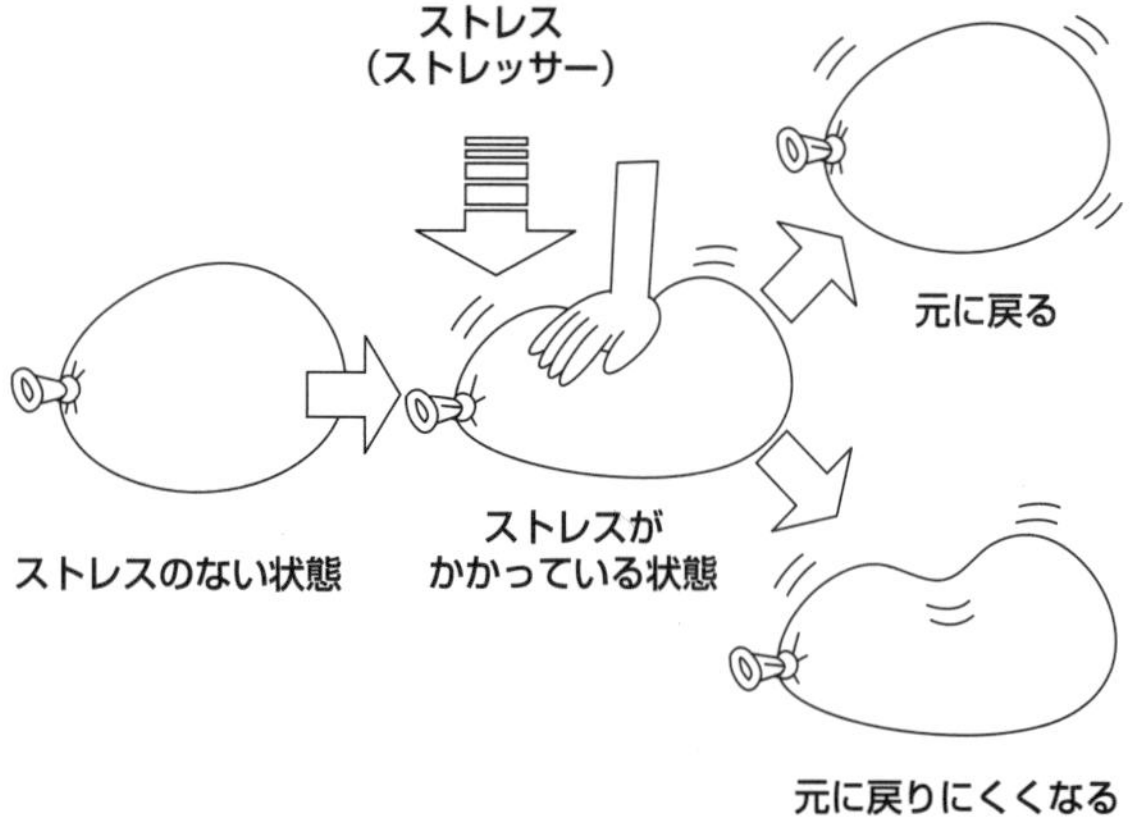

▶手で押さえると風船がへこむ。手を離すと風船は元の形に戻る。長時間、強い力を加えると、風船は元の形に戻りにくくなる

サー」と呼ばれます）とストレスの結果（「ストレス反応」あるいは「ストレイン」と呼ばれます）の両方が含まれるため、分けて考えたほうがよいとされています。

ここでは、前者の意味のストレスには、そのまま「ストレス要因」という用語を用い、後者のストレスには「ストレス反応」という用語を用いることにします。六〇年代以降のさまざまな研究により、ストレス要因がさまざまな病気の背景にあることが明らかになってきています。あらゆる病気にストレス要因が関与していると言っても過言ではないかもしれません。また病気になること自体、とても大きなストレス要因となります。

(4) ストレス要因は悪者とは限らない

それではストレス要因は悪者でしょうか。ストレス要因は、もともと根っからの悪玉でも善玉でもないのです。人間が勝手に転んで、「あいつは悪いやつだ」と言っているだけです。以前、ストレス要因について調査をしたことがあります。社員に「上司がかわって良かったか悪かったか」について、マイナス一〇〇（もっとも悪い）～プラス一〇〇（もっとも良い）で点数をつけてもらいました。その結果を平均すると、ちょうどゼロ点になりました。当たり前の話ですが、上司がかわるということは、ある人によっては良いことであり、別の人にとっては悪いことだったのです。

考えてみれば、物事にはさまざまな面があります。面倒見のよい上司をありがたいと思う部下もいれば、いちいちうるさいと感じる部下もいます。たとえば、山登りが好きな人もいれば、嫌いな人もいます。ロープウエーがあるのにどうして使わないのと感じる人がいる一方、あえてストレスに立ち向かうことが爽快感につながる人もいるのです。

納期に追われるという職場でよく見られるストレスも、無事納期に間に合えば達成感につながることでしょう。プレッシャーや軽い緊張感は仕事を促進するのです。毎日同じ仕事の繰り返しで、ストレスがないことがストレスという話もよく耳にします。このようにストレス要因

図表14　ストレス度と健康度

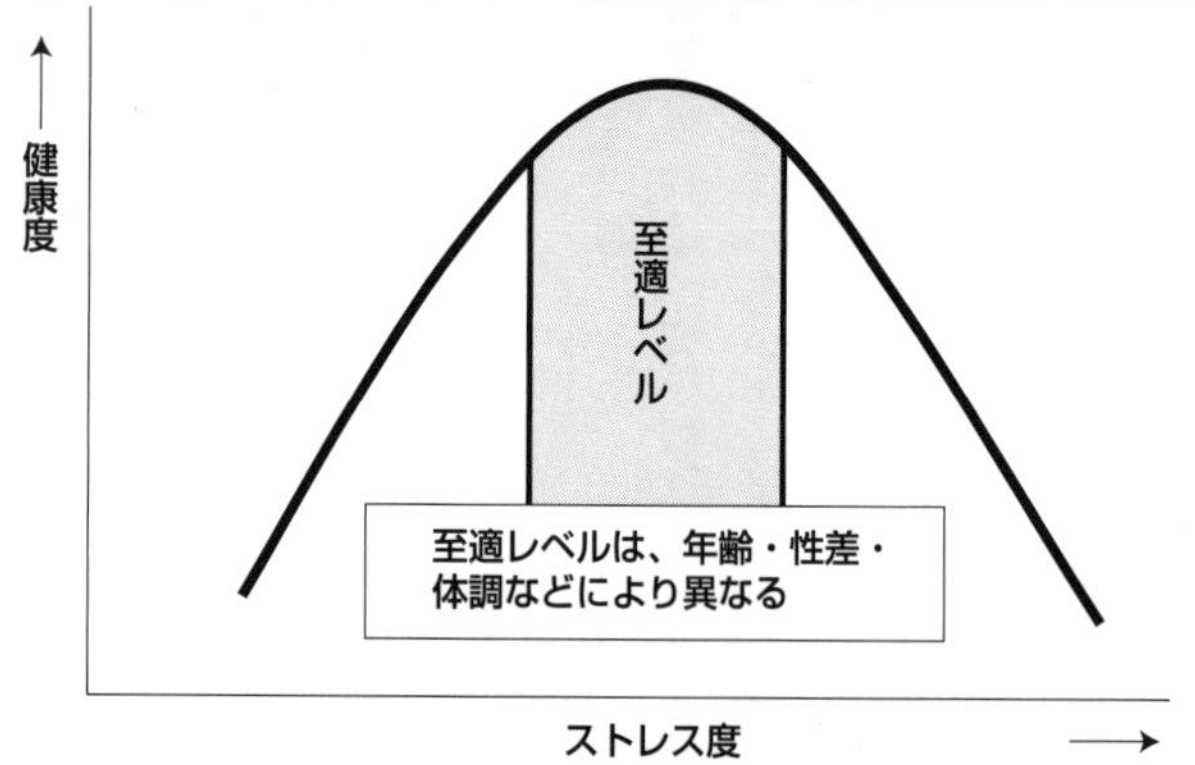

▶適度なストレスの存在は健康にもプラスになる

そのものが悪いのではありません。

図表14に示すように、ストレスはほどほどにあったほうが、健康にもよいとされています。図では「至適レベル」という言葉を用いています。このレベルは年齢・性別によって異なってきますし、その日の体調によっても変わってきます。

⑸　ストレス要因には急性と慢性がある

ストレスは、「急性のストレス要因」と「慢性のストレス要因」に分けられます。急性のストレス要因は、ある日、突如始まります。多くは短期間で終わります。たとえば地震が例として挙げられます。これらは予測できないことが多く、不意打ちを食らい、衝撃が大きくなります。アッパーカットです。

一方、慢性のストレス要因は、じわじわと始まります。一つひとつは小さいのですが、積もり積もると、ボディーブローのように効いてきます。小物と思って侮っていると、痛い目にあうかもしれません。

また、急性のストレス要因に引き続いて慢性のストレス要因が生じることもよくあります。地震の後、仮設住宅に住むことにでもなれば、日々ストレスでしょう。

(6) ストレス要因は重なるもの

ストレス要因が重なることはよく見られます。「悪いときには悪いことが重なるものである」ことを体験している人も多いでしょう。ストレス要因がたまたま重なって生じるということもあります。ストレス要因によって心身の調子が落ちてしまい、そのことが新たなストレス要因の発生につながるということもあります。さらにストレス要因によって弱気になっているために、普段であれば気にしないような程度のストレス要因であっても、つらくて身に染みることもあります。

このストレスの加重性（重なること）に関しては、冷静に一つひとつのストレスを分析して対応を考える必要があります。そうすることによって、圧倒されるようなストレスの加重性に対して、結び目がほどけるように、案外簡単な解決方法が見つかるかもしれないからです。

⑺ ストレス要因を予測して事前の対策を

ストレス要因では、その「予測」は重要です。予測し、心構えをして、適切な対処方法を考慮しておけば、パニックになることが少なく、冷静に対応することが可能になります。防火訓練などの対策と同じことですね。何事も、日頃からの訓練、心構えが大切なのです。

危機管理の一環として、重大なストレスとなる事態に対して、職場で事前に取り組んでおくことが重要です。たとえば、地震などの重大な自然災害への対応を、精神面も含めて事前に行っておきたいものです。本来、ストレス対策は「事前の策」であり、「事後の策」ではありません。事前の策を講じるためには、当然ながら予測することが求められるのです。

⑻ ストレス要因には物理的要因と心理社会的要因がある

ストレス要因にはさまざまな種類があります。一般的には、「物理的ストレス要因」と「心理社会的ストレス要因」に分けて考えます。どちらもストレス要因であることには変わりはありませんが、前者は誰にとっても分かりやすいのに対して、後者はよくよく気をつけていないと気づかないこともあります。

物理的ストレス要因には、昨今話題になっているアスベストやダイオキシンといった有害物質によるものがあります。有機溶剤など有害物質を取り扱う工場だけでなく、シックハウス症候群で知られているように、オフィス環境においても物理的なストレス要因は数多く存在します。オフィスの照明、温度、湿度、換気などの環境、受動喫煙などは物理的ストレス要因の例です。作業机と椅子も、使い勝手が悪いとストレス要因になります。

一方、現代社会の職場において、最たる心理社会的ストレス要因は人間関係です。上司と部下の関係、同僚との関係、正規（雇用）社員と非正規（雇用）社員との関係、ある部署と他の部署の関係、職員と住民との関係など多岐にわたりますが、もっとも多いのは上司と部下の人間関係でしょう。最近ではリストラ（人員整理）が特に重要な心理社会的ストレス要因になっています。

2　私たちが持っているストレスへの対処方法

私たちは、以上に述べたようなさまざまなストレス要因に日々さらされて生きています。こうしたストレス要因への対応手段を、私たちは長い進化の歴史の中で獲得してきています。つまり、生まれながらにしてストレス対処法を身につけているのです。ここではこうした対処方法についてご説明しましょう。ストレス要因への対処方法とは、言葉を換えれば、「ストレス要因への反応」ということです。このストレスの反応を知ることにより、反応そのものにより驚いて、さらに反応が強くなるという悪循環を防ぐことができるのです。

(1) 交感神経がストレス要因に対応する

ストレス要因に対する主要な防衛線は、自律神経系によるものです。「自律神経」という言葉を聞かれたことのある方も多いでしょう。あるいは「自律神経失調症」という病名を耳にされているかもしれません。

人間の神経系には、運動神経系と知覚神経系があります。運動神経は、たとえば手足を動かす指令を脳から末端に伝える神経です。今この本を読めるのは、本のほうに眼球を動かせているからです。ごく自然に行われているので、意識されてはいないでしょうが。一方、知覚神経は手足の末端に生じた感覚を脳に伝える神経です。

さて、運動神経系と知覚神経系とは別に、自律神経系という神経系があります。この自律神経系は内臓のバランスをとる神経です。交感神経と副交感神経から構成されます。

交感神経により、私たちの身体はストレス要因に対して、「闘うか、逃げる」という反応をします。私たちは、怖いものを見ると血圧が高くなり、ドキドキして脈が速くなります。これは全身に血液をより多く送り、戦ったり逃げたりする状況に備えて、酸素や燃料を十分に供給するためです。さらに血液中の糖分も増やします。全身の血液の配分を変えて、胃腸への供給は減らし、四肢への供給を増やします。そして胃腸の動きを抑えます。戦いの最中に傷つくこともあるでしょう。その際には、血が出てもすぐに固まるように凝固能《ぎょうこのう》（血液を固める働き）を高めます。このように交感神経はさまざまな防衛策を駆使するわけです。

ストレス要因が襲いかかってくると、私たちの身体は図表15のような経過をたどります。ストレス要因の不意打ちをくらうわけですから、まずはショックを覚えます。「ショック期」です。このショックが大きければ、それだけでノックアウトされて死んでしまうこともあります。いわゆるショック死です。ショック期に引き続いて、私たちの身体はすぐに反撃体勢を整えます。この「反ショック期」に入り、交感神経の機能が発揮されます。次に、襲いかかる敵に対して抵抗を始める「抵抗期」に入ります。抵抗しているだけでなく、反撃もします。反撃により敵を倒せば一件落着です。あるいは逃走して安住の地を見出すことができるかもしれま

図表15　ストレス反応のプロセス

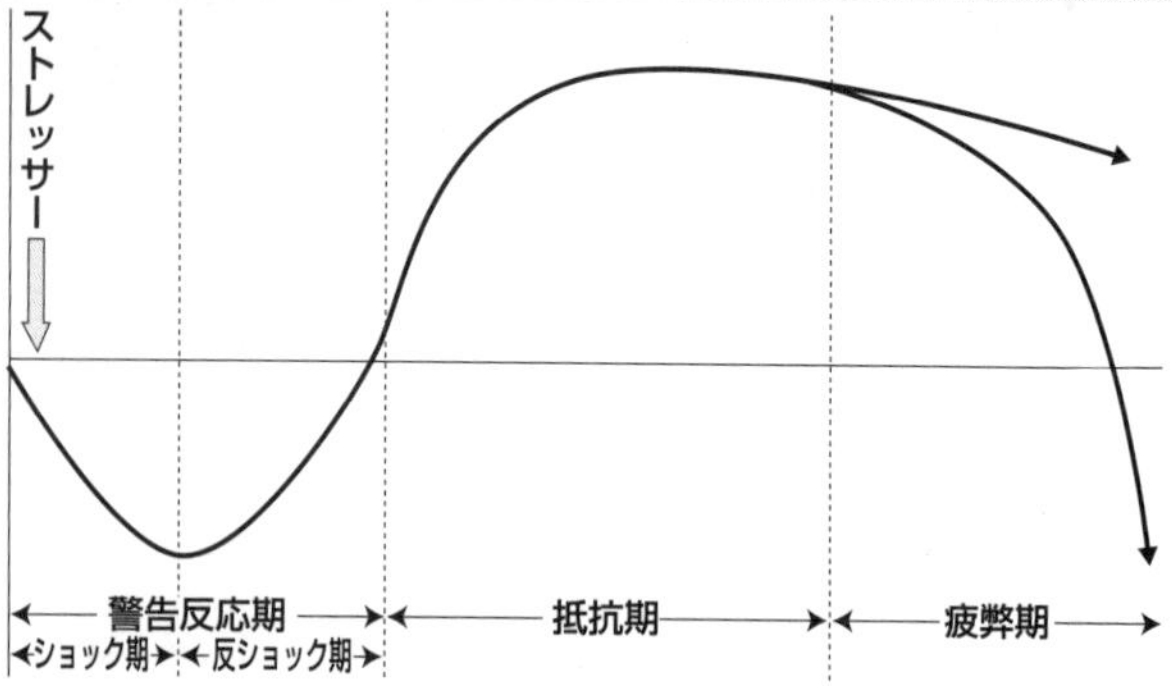

▶自律神経が抵抗している間に適度に休息をとる必要がある

せん。そして、再び元の平穏な生活に戻ります。交感神経はもはや緊張をする必要はないので、弛緩して、警戒態勢を解くことになるわけです。

しかしながら、次から次へと絶え間なく敵（ストレス要因）が襲いかかってくるとどうなるでしょうか。いずれは兵糧が尽きます。「疲弊期」です。食事や睡眠をとり、疲れをとる間もありません。新しく元気な兵隊さんを投入するのにも限界があります。しだいに兵隊さんは疲労の色を濃くしていき、いずれは動けなくなってしまいます。

さらに状況が悪化すると、もはや白旗を揚げるしかありません。もしくは玉砕という悲しい結末を迎えます。つまり「過労死」や「過労自殺」という状況ですね。身体あるいは心が悲鳴を上げている時期に何とか対応できなかったと悔やんでも、もはや遅いということになります。こうならないために、自律神経ががんばって抵抗している時期に体勢を整えるなり、適度に休息をとらないといけないわけです。もちろんストレス要因（仕事など）をコントロールすることも必要ですね。ノー残業デーです。

⑵　副交感神経がストレス対応のバランスをとる

それでは、自律神経系を構成するもうひとつの神経である副交感神経は、どのような働きをしているのでしょうか。副交感神経は、交感神経の行き過ぎにブレーキをかける神経です。どんな世界にも行き過ぎを是正する仕組みが必要です。副交感神経はまさにそうした働きをしているのです。たとえば、心拍数（心臓が収縮して血液を全身に送り出す回数）は交感神経により速くなりますが、副交感神経により遅くなります。両方の神経がバランスをとることにより、適度な回数に保たれているわけです。

ところがストレス要因が多いと、常に交感神経が叱咤激励を受けて緊張を強いられるために、このバランス機能がうまく作動しなくなります。それが、「自律神経失調症」という状態です。交感神経と副交感神経のコンビネーションがうまくいかなくなり、急に心臓がドキドキしたり、汗をかいたりするわけです。

このように交感神経は「戦う神経」であり、副交感神経は「癒しの神経」です。交感神経は戦うときに働く神経ですので、言ってみれば「昼間の神経」です。これに対して、副交感神経は「夜間の神経」です。朝起きて朝日を浴びると、副交感神経モードから交感神経モードに切り替わります。この切り替えがなかなかできないと、朝弱い人になります。このスイッチの切り替えは体質的なものもありそうです。朝がダメな人に根性論を説いてもあまり効果がないばかりでなく、本人にダメ人間と思わせてしまうだけかもしれません。

ストレス要因に対する防衛線としては、自律神経系以外にも内分泌（ホルモン）系と免疫系がありますが、専門的になり過ぎることと、皆さんがストレスを理解して対策を考える上では必ずしも必要ありませんので、本書では説明を省くことにします。

3　ストレス反応には三つの種類がある

⑴　自分のストレス反応のパターンを知っておく

ストレス要因を受けると、私たちの身体には三種類の反応、すなわち「身体的反応」「心理的反応」、そして「行動面での反応」が見られます。ストレス要因が多くなると「最近、どうもトイレが近い」「頭が重い」といった身体の症状が見られるだけでなく、「どうもイライラして人に当たってしまう」という心理的なストレス反応が見られるかもしれません。タバコの本数や酒量が増える、あるいは、やたら買い物をするといった行動面での反応が見られることもあります。こうした反応は、すぐに出てくる場合もあれば、数カ月して出てくる場合もあります。

同じ人ではだいたい同じような反応が出てきます。そこで自分にどういう反応があるのかを知っておくと、「ひょっとしたらこれはストレス反応なのかもしれない」と気がつくことができます。

⑵　身体的反応

ストレス反応として、図表16にまとめたような、さまざまな身体的反応が見られます。どのような反応が見られるかは人によってだいたい決まっています。こうした反応が出たときには、ストレスがキャパシティを超えているかもしれないと考えてください。つまり警告なのです。

もっともよく見られる反応は、頭痛や頭重感《ずじゅうかん》（痛いというより、頭が重い感じ）です。「頭痛の種

図表16　ストレス反応として見られる身体的反応

▷頭痛	▷微熱
▷動悸《どうき》	▷息苦しさ
▷喉のつまる感じ	▷咳
▷胃が痛い	▷吐き気
▷お腹が痛い	▷下痢・便秘
▷めまい	▷生理不順
▷尿が近い	▷背部痛

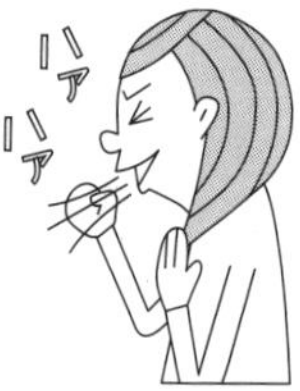

図表17　ストレス反応として見られる心理的反応

▷不安	▷持続力低下
▷イライラ	▷無気力
▷怒り	▷抑うつ
▷集中力低下	▷自己評価の低下

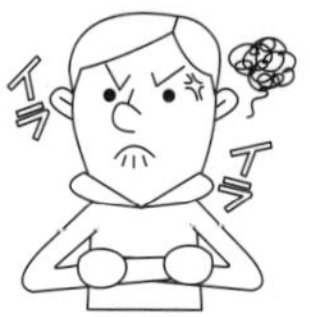

が尽きない」という表現があります。古くからストレスと頭痛の関係が知られていたのでしょう。

また「めまい」もよく見られます。「忙しくて目が回る」という表現がありますね。吐き気も多く見られます。「吐き気がするほど嫌だ」というように、受け入れられないことがあると、吐き気がする人が多いのです。

(3)　心理的反応

心理的反応も図表17に示すようにさまざまですが、見られる反応は人によっておおむね決まっています。たとえば、不安になり、落ち着かなくなります。なん

図表18　ストレス反応として見られる行動面での変化

- ▷過食
- ▷飲酒量の増加
- ▷過眠
- ▷多動
- ▷多弁
- ▷引きこもり
- ▷遁走《とんそう》

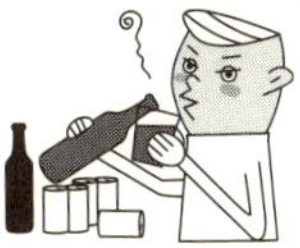

だかそわそわします。最近では、ストレス社会を反映して、イライラを感じる人が多いように思います。このイライラが周囲の人に向かうと、人間関係が壊れてしまう危険性があります。またイライラが自分に向かうと手首を切ったりすることもあります。ストレス要因が溜まると、落ち込んでしまって、何もやる気がしない状態になることもあります。

⑷　行動面での反応

行動面での反応も、身体的反応や精神的反応と同様に、人によって決まっています（図表18）。嫌なことがあったり、やらないといけないことが溜まると、すぐにタバコをスパスパ吸ってしまう人、深酒をしてしまう人、部屋に引きこもってしまう人などがいます。過食も多く見られます。いわゆるストレス太りになってしまいます。やたら買い物をしてしまう場合もあります。すぐに人に攻撃的になる人もいます。

4　ストレス反応には個人差がある

⑴　個人差をもたらす個人要因と支え

組織においてマネジメントをしている人は、そもそもストレス要因への抵抗力が高く、自分を基準としてストレス耐性（ストレスへの抵抗力）を考える傾向があります。「それくらいのことで音をあげるな。自分の若いころは、そんなことはストレスだなんて思ったこともない」などと言って、若い方を叱咤激励する管理職の方がいます。

しかし、ストレス反応には大きな個人差があるのです。ストレス要因があっても、ぜんぜん反応が出ない人もいれば、すぐに出てしまう人もいます。では、ストレス反応が見られないほうがいいのかと言うと、必ずしもそうでもありません。実際にはストレス反応が出ていても、気がついていないだけかもしれません。あるいはストレス反応が分かりにくいのかもしれません。

高齢者になると病気が分かりにくいとよく言います。肺炎になっても熱が出ないので気がつきにくく、手遅れになってしまう危険性が増すということです。逆に子供は何かあるとすぐに

図表19　ラインによるケア

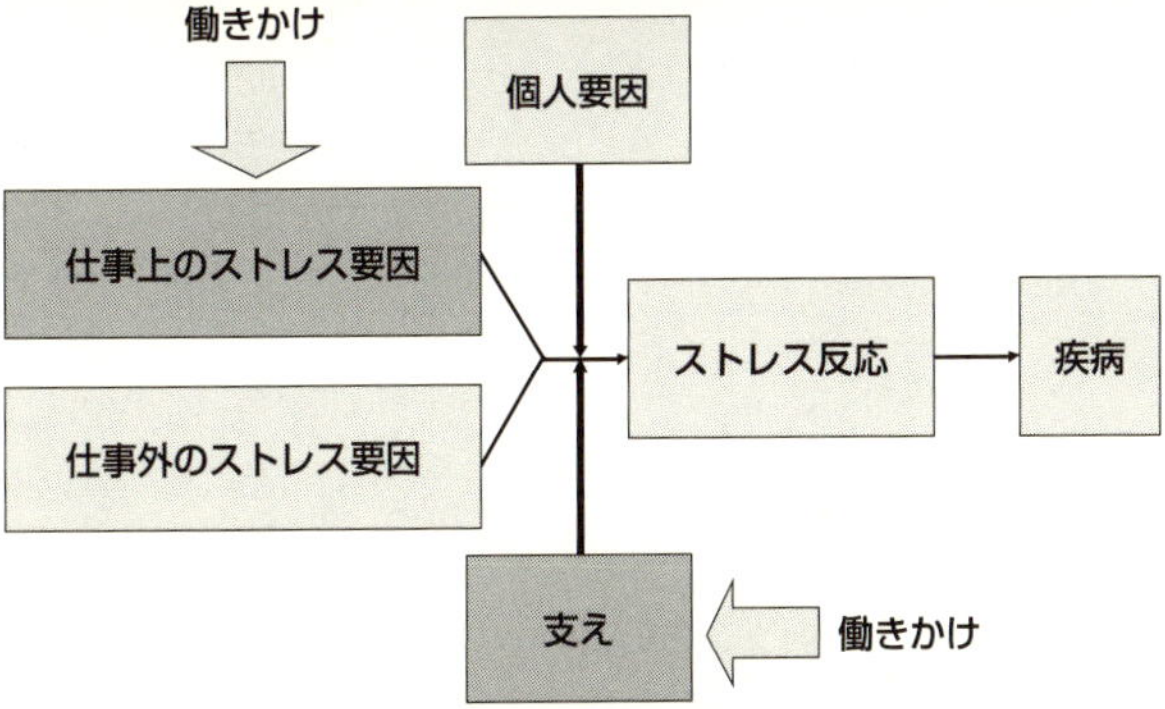

▶ラインによるケアは、仕事上のストレス要因と支えに働きかけること

ぐったりしてしまいます。高熱を出しやすいのです。抵抗力が弱いこともありますが、反応が分かりやすいことは事実です。分かりやすいほうが、早めの対処ができます。

それでは図表19をご覧ください。この図をもとに、ストレス反応に大きな個人差をもたらす、個人要因と支えについて説明します。

⑵　個人要因と支えには、どのようなものがあるか

①性格

性格は難しいものです。難しさには、二つの意味があります。まず、性格は簡単にとらえることができそうで、実はなかなかとらえどころがないという意味です。もうひとつは、性格を変えることは容易

ではないという意味です。

性格には、さまざまなタイプがあります。おおむね、「内向的な性格」と「外向的な性格」というようにペアになっています。当然この中間的なものもあるはずです。どこからどこまでが外向的な性格である、というわけにはいきません。

「几帳面な性格」と「だらしない性格」も同様です。几帳面という言葉はよく使われますが、「何に対する几帳面さ」かが問題になります。塵ひとつ落ちていない室内というように、きれい好きという意味での几帳面さがあります。また約束の時間には絶対に遅れないといった、時計のように正確な几帳面さもあります。また人間関係で律儀という人もいます。

ストレスに弱い性格として挙げられるのは、第一に過度の几帳面さでしょう。現代社会は、あまりにも目まぐるしく物事が変わるために、几帳面さはときに桎梏《しっこく》になることがあります。安定した時代であれば、几帳面さには有能という言葉がともなったかもしれませんが、時代が変われば、融通がきかないと言われるかもしれません。性格も時代によって修正が必要ですね。

人間関係に過度に気を使うという性格も、この時代には弱い性格となりえます。人間関係が複雑であり、また相対する人間がしばしば変わってくるという時代においては、いたずらに人間関係に気を使う人は神経が参ってしまいます。嫌なことがあっても、いつも笑顔を絶やさない人がいます。嫌な気分は、出口がないためにどんどん溜まっていくでしょう。行き場のないフラストレーションは、身体の症状として現われたり、憤りとして外に向かうこともあります。あるいは、落ち込むことになります。

②対処の方法

ストレス要因への対応には個人差があります。つまり上手か、下手かということです。ストレス要因が重なっても飄々《ひょうひょう》としているように見える人がいます。一方では、大したことはないと周囲では思っていても、とてつもない重大なストレス要因であるかのように重圧を感じて、一人で転んでしまう人もいます。ストレス対処の上手下手がストレス反応に影響するのです。上手にストレスに対処する方法については、島・佐藤『ストレスマネジメント入門』（日経文庫）で詳しく紹介していますので、ご参照ください。

③ライフスタイル

昔は、「早寝早起きは三文の得」という言葉もありました。現在では二四時間営業のコンビニが普通にある世の中になり、昼夜の区別がだんだん曖昧になってきています。またグローバル社会になり、インターネットが普及したことで、世界を相手にするビジネスパーソンにとっては、なおさら昼夜の区別が難しくなってきました。

この結果、睡眠、食事、運動、安静といった基本的な生活リズムが崩れてきています。生活リズムの崩れ自体が、さまざまな社会生活上の軋轢を生じてストレスになると同時に、規則正しい生活リズムによりストレスが緩和される機能も落ちてきているのです。

ライフスタイルの基本は、こうした基本的な生活リズムを保つことです。睡眠習慣、食習慣、運動習慣というように「習慣化すること」が大切です。習慣化すればしめたものです。飲酒や喫煙もライフスタイルで重要なことです。適正な飲酒と禁煙が求められます。余暇活動を習慣化することも大切です。最近では、「ワークライフバランス」という言葉も使われるようになってきました。仕事生活と家庭生活のバランスのとり方です。これもライフスタイルです。

こうしたライフスタイルは当たり前のように聞こえると思いますが、ストレス要因への抵抗力を身につける上で、非常に重要なのです。

④素因

ストレス要因に強い素因があれば、弱い素因もあります。私たちは生まれながらにして、ある特定のストレス要因に対する過敏性を持っていることがあります。つまりアレルギーです。これは花粉や食物などのアレルギーの原因（ストレス要因とも言えます）に過敏に反応する素因です。たとえば、毎年スズメバチで多くの人の命が奪われます。この場合、ハチに一度刺されたことがあると、二度目は強い反応が生じてショック死することがあると言われています。

このように持って生まれた素因に加えて、生後のさまざまな体験も加わって、ストレスに対して過敏になることがあります。些細な出来事に過敏に反応して不安になる方がいますが、これもストレス要因へのアレルギー反応と言えます。アレルギーに対して、徐々にアレルギーの原因に慣らしていく方法があります。素因が関係すると言っても、反応を減らすことはできるのです。

⑤年齢

年が若いほど経験も少ないし、身体も心も成熟していないので、ストレス要因に対しては弱いと考えられます。成長すれば一般的にはストレス耐性が増しますが、当然大きな個人差があります。それでも多くの方は、ストレス耐性や欲求不満耐性が高くなります。しかし中高年になると再び低下してきます。年を重ねるにつれて気が短くなるというのは、こらえ性、つまりストレスに耐える力が少なくなってきたということです。

⑥性差

男性と女性を比べると、もっとも大きな差は性ホルモンです。男性ホルモンと女性ホルモンの違いです。女性ホルモンは生殖ホルモンと言われるように、子孫繁栄に関係するホルモンです。

月経前は、イライラしたり、物悲しくなったりする女性が少なくありません。ストレス要因に弱い時期とも言えます。そして妊娠し、出産すると急激に女性ホルモンが変化します。この変動の時期にはストレス要因に対して特に弱く、敏感になります。こういう時期には、周囲が支えてあげる必要があります。

女性の一生ではもうひとつ、女性ホルモンが大きく変化する時期があります。更年期です。更年期には女性ホルモンは急激に減少します。この時期もやはりストレス要因に対して弱くなります。最近では、男性でも更年期のあることを主張する学者が増えていますが、男性では、少なくとも女性ほど急激な男性ホルモンの変化は見られません。

またホルモンとは別に、女性のほうが、周囲の人に助けを求める行動をとりやすいということも言われます。男性は最後の最後まで無理を続けてギブアップしない傾向があり、病院に来られたときには手が付けられない状態になっていることもあります。

⑦季節

季節というと、花粉症のように特定の時期があると思われるかもしれませんが、花粉も考えてみるとアレルギーの原因、つまりはストレス要因とも言えます。

春はさまざまなことが生じる季節です。年度が四月に始まるからです。卒業式があり、入学式があり、入社式があります。人事異動の季節でもあります。そのため転居も多い季節です。また年度末は締めの時期であるため、仕事に追われる人も多いでしょう。さまざまなことが集中する時期と言えます。

⑧支え

支えは、学術的には社会的支援という言葉を使います。「ソーシャルサポート」という英語を訳したものですから、どこかまだしっくりくる言葉になっていません。「社会的支援」というと福祉によるサポートのように思われる方がいるかもしれませんが、ここでいう社会的支援には、福祉以外にさまざまなものが含まれます。

たとえば、親や配偶者、あるいは子供といった家族による支援は、もっとも重要なものでしょう。「最後は家族」ということですね。家族にも言えないような悩みを聞いてくれるのは友人です。学校の同級生や職場の仲間もサポートしてくれるかもしれません。

ただ、どうも世の中全体に人間関係が希薄になってきており、何でも話せるような友人のいる方が減ってきているように感じています。人に不快な思いをさせるような相談事を友人にはできない、という話を聞くことがよくあります。人間関係が壊れるのを恐れているのです。

こうした私的な支援に加えて、さまざまな公的な支援があります。たとえば、生活が困窮している方への生活保護や無職の方へのハローワークでの求職支援活動があります。世の中が複雑化していることと福祉行政の前進により、以前に比べて公的な支援の種類は豊富になっており、きめ細かい支援が行われています。

これらの社会的支援には、ストレス要因を和らげる働きがあります。誰しも悩みを聞いてもらって楽になったという経験があることでしょう。また役立つ情報を提供してもらって助かったという人もいることでしょう。具体的なアドバイスを得て役立ったということもあるでしょう。経済的に支援してもらったということもあるかもしれません。

このようにさまざまな種類の支援があります。しかしながら、どういう支援であろうと、もっとも大切な支えは、自分のことを心配してくれている人、親身になってくれる人がいるということなのです。

5　ライフサイクルとメンタルヘルス

⑴　メンタルヘルス上のトラブルが起きやすい年代がある

年代特有のストレス要因によって、メンタルヘルス上のトラブルが起こりやすくなります。そこで、その年代と特有のストレス要因を知っておく必要があります。

臨床心理学の領域では、「ライフサイクル」という考え方を用いることがよくあります。心理学者のエリクソンが提唱したものです。ライフサイクルという言葉は、人生を川の流れにたとえたものです。川上から川下へと流れる人生行路があるわけですが、成長する上でさまざまな課題があり、それを克服しながら成長していくという考え方です。「人生の節目」（「ライフステージ」とも言います）と同じような意味合いです。

人は節目を越えるたびに成長していきます。節目の時期は一見停滞しているように見えますが、実は、次への成長のための準備の時期であるとも言えます。

ライフサイクルは、誰しも越えなければならないハードルとも言えます。このハードルを乗り越えずに横からくぐったりすると、後から「ツケ」がまわってきます。大人のハシカはつらいということを、昔はよく言いました。子供のころハシカに罹っておけば大したことはありませんが、大人になってからでは大変だということです。このハードルの越え方には個人差があり、絶対的な方法はありません。ハードルを越えることで成熟もはかられるのです。

ライフサイクルは、メンタルヘルスと密接に関係しています。ハードルでつまずけば、メンタルヘルスに変調を来します。ハードルを越えれば幸福感に浸ることができて、メンタルヘルスはよくなります。ハードルを越えるときに介添人がいると、とても励みになるし、容易に越えられるでしょう。モデルとなる人がいれば、越え方を模倣することができるかもしれません。メンターが手助けしてくれると、心細さも軽減されることでしょう。

それでは、ライフサイクル上の主な課題をご説明しましょう（図表20）。

図表20　ライフサイクル上の主な課題

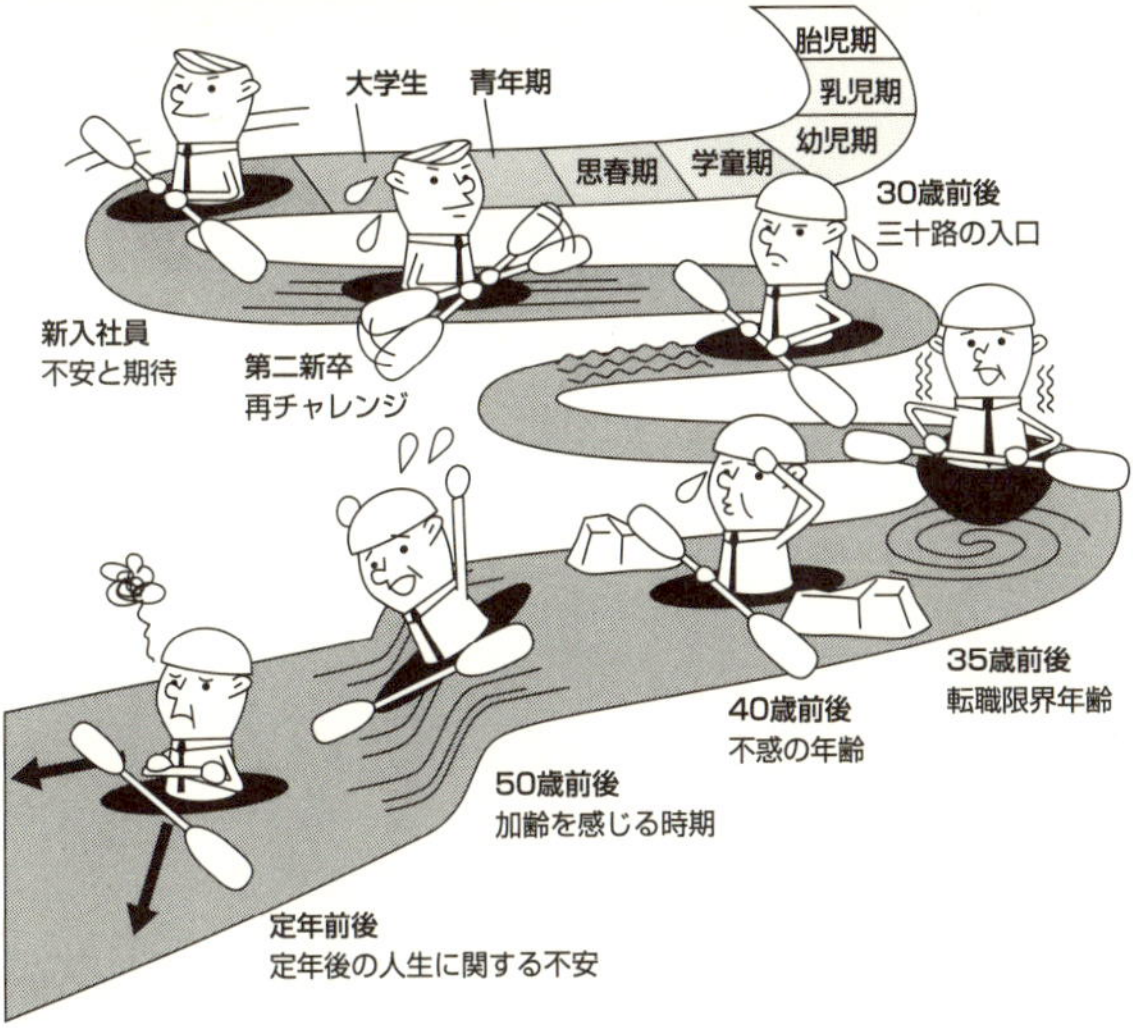
胎児期
乳児期
幼児期
学童期
思春期
青年期
大学生
新入社員
不安と期待
第二新卒
再チャレンジ
30歳前後
三十路の入口
35歳前後
転職限界年齢
40歳前後
不惑の年齢
50歳前後
加齢を感じる時期
定年前後
定年後の人生に関する不安

⑵　ライフサイクル上の主な課題

①新入社員

新入社員と言っても、新卒者もいれば既卒者もいますが、やはり初めての社会人というのはとても緊張するものです。何事も学生時代とは異なります。学生時代にアルバイトなどで社会参加はしている方が多いでしょうが、正規（雇用）社員として仕事をすると全然違います。朝眠いのに、決まった時間に会社に行かなければならないということだけでも、学生時代とは大違いです。先輩や上司との関係も悩ましいところです。学生時代は気の合う仲間だけと付き合えばよかったのに、会社員になると気の合わない上司や顧客との関係にも気を使うことになります。

②第二新卒

第二新卒は最近の言葉ですが、新卒で企業に就職した人が数年程度で退職して、自分のやりたいことに再チャレンジしたいと考えて、転職して希望の業種や職種、会社にトライすることです。新卒でなく既卒であるために、新卒と異なって本来は即戦力を求められても不思議ではありません。新卒者との軋轢もあるでしょうし、新卒者とは異なったストレスを感じます。

③三〇歳前後

男女ともに、学校を出て一〇年ほど経ち、会社では中堅社員です。中堅として期待されることは、大きな負担を感じることにもなります。この時期にはマネジメントの基本を学びます。それだけ負担感も大きくなります。これまでの社会人人生を振り返って、このままでいいのかと自問自答する人もいます。三十路に入る年代ですから、焦りを感じる未婚の方もいるでしょう。また既婚で子供がいる女性は、育児と仕事のバランスで悩むことが多くなります。

④三五歳前後

三五歳という年齢には特別な意味があります。一般的には、転職限界年齢とも言われます。実際、多くの方は、この年齢が近づくにつれて落ち着かなくなります。ずっと同じ会社で働いてきた方であれば、一生今の会社に居ていいのかどうか考えます。既に転職を経験している方であれば、転職の最後のチャンスとして、より真剣に、そして深刻に転職を考えるかもしれません。一般的にこの年齢を過ぎての転職ではマネジメント経験を要求される場合が多くなるため、マネジメント経験のない人では、なおのこと焦りが強くなるでしょう。

⑤四〇歳前後

不惑の年です。孔子の「四十にして惑わず」という言葉は有名ですが、孔子自身はその後も惑いの人生であったという話もあり、自戒を込めて言ったのかもしれません。著名な心理学者ユングは、「人生の正午」という表現をしています。四〇歳以降は人生の午後に入るわけです。だんだんと日が翳《かげ》ってきます。身体は加齢の兆候を見せ始めます。髪に白いものが混じり、老眼になる人も出てきます。三〇歳の頃のような頑張りが利かなくなります。お酒の好きな人では、若い頃ほど飲めなくなったと実感します。またマネジャーになっている方が多くなってきます。以前に比べて、職場でのマネジャーの負担は大きくなってきています。

⑥五〇歳前後

五〇歳代に入ると、ますます加齢の影響を感じるようになります。新しいことを覚えられなくなります。身体の頑張りの利かないことは当然として、精神的にも頑張りが利かなくなってきます。得ることよりも失うことのほうが多くなる年代に入ります。たとえば結婚式より葬式への参列が多くなります。亡くならないまでも、病気になる同僚が増えてきます。人生を、生まれてからの年数でなく、残された年数で数えるようになってきます。定年後のことが気になりだします。かすがいであった子供が家を出ることになり、配偶者との関係の再構築の年代になります。いわゆる「空きの巣症候群」になる時期です。

この年代は更年期の年代です。更年期は単純に閉経によるものばかりではありません。確かに閉経によりホルモンバランスは大きく変わります。月経が来なくなるということは女性にとって楽になるという面もあるかもしれませんが、もはや生殖活動は終わったという「女性性」の喪失と、とらえる人もいます。閉経は平均五〇歳前後で訪れますが、「若さの喪失」を実感する年代でもあるのでしょう。

⑦定年前後

いよいよ職業人生の終焉です。大きな移行期（トランジション）の年代です。人生の総決算を迫られます。もっとも、最近では定年延長の状況になってきていますので、今後は、元気な限りは仕事を続ける方も増えることでしょう。また、身体的にも精神的にも加齢の影響が色濃く出てきます。配偶者に先立たれて単身生活を余儀なくされる方も出てきます。

物事は考えようで、残された平均二〇年の人生を全部自分のために使えるわけです。これまでできなかったことにチャレンジすることも可能です。要は本人次第です。そして、個人差が非常に拡大する年代でもあります。まだまだ元気で世界を飛び回っているような方もいれば、終日家に閉じ籠もっている方もいます。

⑶　自ら人生行路を選択するスタンスが重要

このようにライフサイクルを考えることの意義は、改めて人生設計を行って、自分で人生行路を選択していくというスタンスを確立することです。種々の障壁があっても、事前に予知して対応を考えておけば、その事態が訪れても、アタフタしないで済むことでしょう。また仕事や生活の仕方を修正することも可能でしょう。

マスタープランのないところでは、修正のしようがありません。そのため、キャリアプランやライフプランを自分の責任において、きちんと考えて実行する心構えが必要でしょう。最近はキャリアカウンセリングが一種のブームですが、キャリアカウンセリングを受けるのも意味があると思います。

最後にお話ししたいのは、このライフサイクルが最近急激に変わりつつあるということです。終身雇用制が崩れたために、もはや新入社員の多くは、一生この会社で働こうなどと考えなくなっています。大卒の新入社員は三年以内に三割が辞めると言われている時代です。転職を前提としたライフサイクルが新たに作られようとしていますが、日本人のライフサイクルが、すぐにアメリカ型になるとも思えません。ライフサイクルにおいても、混沌とした時代であると言えます。

［Ⅲ］

知っておきたい心の病

――症状と治療法

心の病というと「うつ病」を連想される方も多いでしょう。うつ病は心の病の代表格です。しかし一口に心の病と言っても、うつ病以外にさまざまな種類があります。この章では、ぜひ知っておいてほしい心の病として「うつ病」「パニック障害」「職場不適応」の三種類と、この三種類ほどよく見られる病気ではないものの、概略は知っておいていただきたい心の病九種類について、その症状や治療法などをご紹介します（図表21）。

1　うつ病

(1)　うつ病とは、心のエネルギーが枯渇した状態

「無気力になってしまい、元気が出ない」「身体がだるく、疲れがとれない」「食欲もないし、眠れない」といった気分の落ち込みは誰でも経験することがあるでしょう。ところが、こういった状態が二週間以上も続くようなら、うつ病の可能性が高くなります。うつ病は心のエネルギーが低下した状態と言えます。うつ病は心の病のなかでもっとも多いとされています。生涯有病率（一生の間にこの病気にかかる率）は、一〇―二〇％とされています。また、女性は男性の約二倍多いとされています。

図表21　心の病の種類

〈主要な心の病〉	1．うつ病
	2．パニック障害（不安発作）
	3．職場不適応
〈そのほかの心の病〉	1．身体があちこちおかしい（身体表現性障害）
	2．対人恐怖症（社会不安障害：SAD）
	3．強いこだわり・とらわれ（強迫性障害）
	4．トラウマ（外傷後ストレス障害：PTSD）
	5．拒食症（摂食障害）
	6．偏った性格（パーソナリティ障害）
	7．依存症（嗜癖《しへき》）
	8．心身症
	9．統合失調症

うつ病は自殺の危険性を秘めています。わが国においては、一九九八年ごろから自殺が急増し、年間に三万人を突破して以来、一向に減る傾向を見せていません（→一七ページの図表1参照）。年齢階層別の死亡原因を見ますと、二〇代から三〇代において死因の第一位を占めています（図表22）。労災申請および労災認定状況を見ても、自殺の件数は増加傾向にあります。年齢階層別にみると三〇代がもっとも多くなっており、この年齢層がもっともリスクの高いことが伺われます。こうした自殺の背景には、うつ病が多いと一般的に考えられています。被雇用者で自殺する者の約七割は、うつ病であるという報告もあります。

図表22　年齢階層別の死亡原因

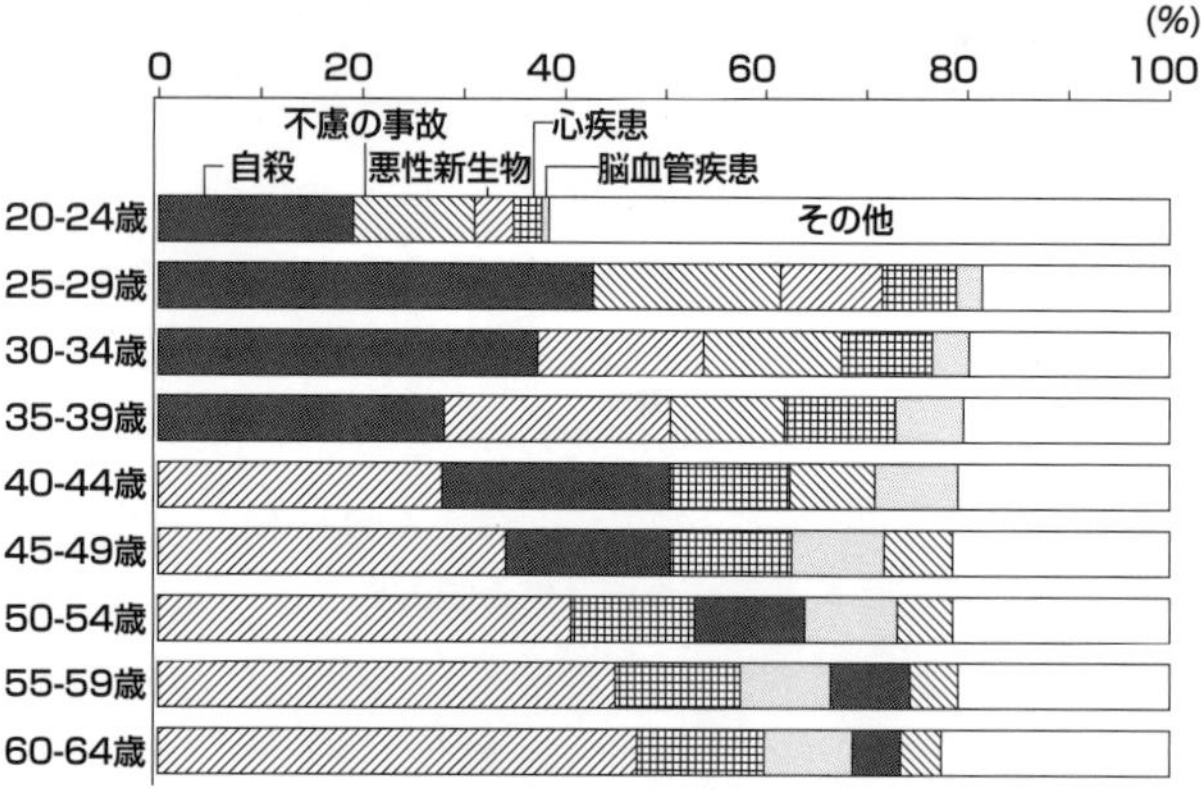

（出所）　厚生労働省「人口動態調査」（2005年）

▶20代から30代では自殺が死因のトップになっている

ここではまず、「うつ的気分」「抑うつ状態」「うつ病」の区別を説明しておきましょう（図表23）。

うつ的気分だけであれば正常範囲です。嫌なことがあったり、悲しい出来事に遭遇すると誰しも、うつ的気分になります。正常範囲というのは、通常はそれ以上深刻になることはなく、自然に回復するからです。

しかし、抑うつ状態は病気です。うつ的気分と何が違うかと言いますと、抑うつ状態では気分が落ち込むだけでなく、より広がりを持った状態になるのです。つまり、「眠れない」「食欲がなくなる」「物事が億劫になる」「物事に対する興味を失う」など、うつ病に見られる症状が認められるようになります。

図表23　うつ的気分・抑うつ状態・うつ病

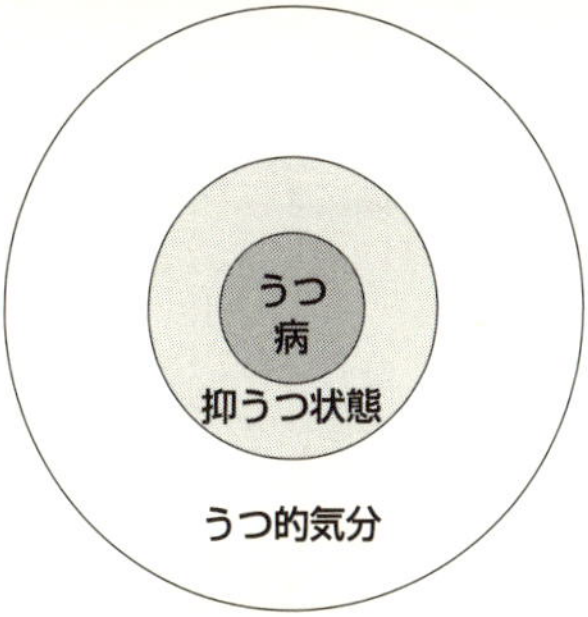

▶うつ的気分は正常だが、抑うつ状態は病気

この抑うつ状態は、うつ病だけでなく、さまざまな心の病で見られます。もちろん、うつ病がその中心です。

たとえば、この後で説明するアルコール依存症や統合失調症においても、抑うつ状態はよく見られます。この場合、抑うつ状態が治っても、もとのアルコール依存症や統合失調症は治っていないということもあります。

うつ病は、世界中で増加しつつあるとされています。わが国においても、うつ病の増加が見られます。うつ病は、ストレス要因と脆弱《ぜいじゃく》性（病気になりやすさ）から生じると考えられています。抵抗力が弱いと、比較的軽いと思われるストレス要因でも、うつ病を発症する可能性があります。一方、ストレス要因が強烈なものであれば、抵抗力があってもうつ病を発症する可能性があります。昨今の厳しい職場環境による強いストレス要因の増加が、社員におけるうつ病増加の一因となっていると考えられています。

(2) うつ病で見られる身体の症状と心の症状

うつ病の主な症状には図表24に示すようなものがあります。

①身体の症状

うつ病では、「頭が重い、頭が痛い」「首・肩のコリ」「眩暈《めまい》」「たちくらみ」「心臓がドキドキする」「息苦しい」「微熱」「身体がだるい」「疲労感」「胃が痛い、胃が重い」「背中や腰が痛い」「お腹が痛い」「吐き気がする、吐く」「下痢になる」「便秘になる」といったように、さまざまな身体症状が見られます。そのため、最初は内科などかかりつけ医を訪れる場合が多いのです。検査で異常がないと言われても納得できず、病院を転々とすることがあります。そのため、専門医になかなかたどりつかないことがあります。

②早朝覚醒

早朝覚醒《かくせい》と言われる「朝早く目覚めるタイプ」の不眠が、うつ病では特徴的です。もちろん

図表24　うつ病の主な症状

①身体の症状	⑥否定的なとらえ方・考え方
②早朝覚醒	⑦食欲低下・体重減少
③日内変動	⑧興味の喪失
④罪責感	⑨意欲低下
⑤自殺願望	⑩注意力・集中力の低下

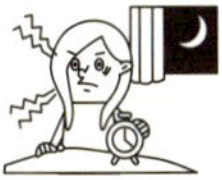

図表25　うつ病で患者が訴えた症状と医師が聞き出した症状

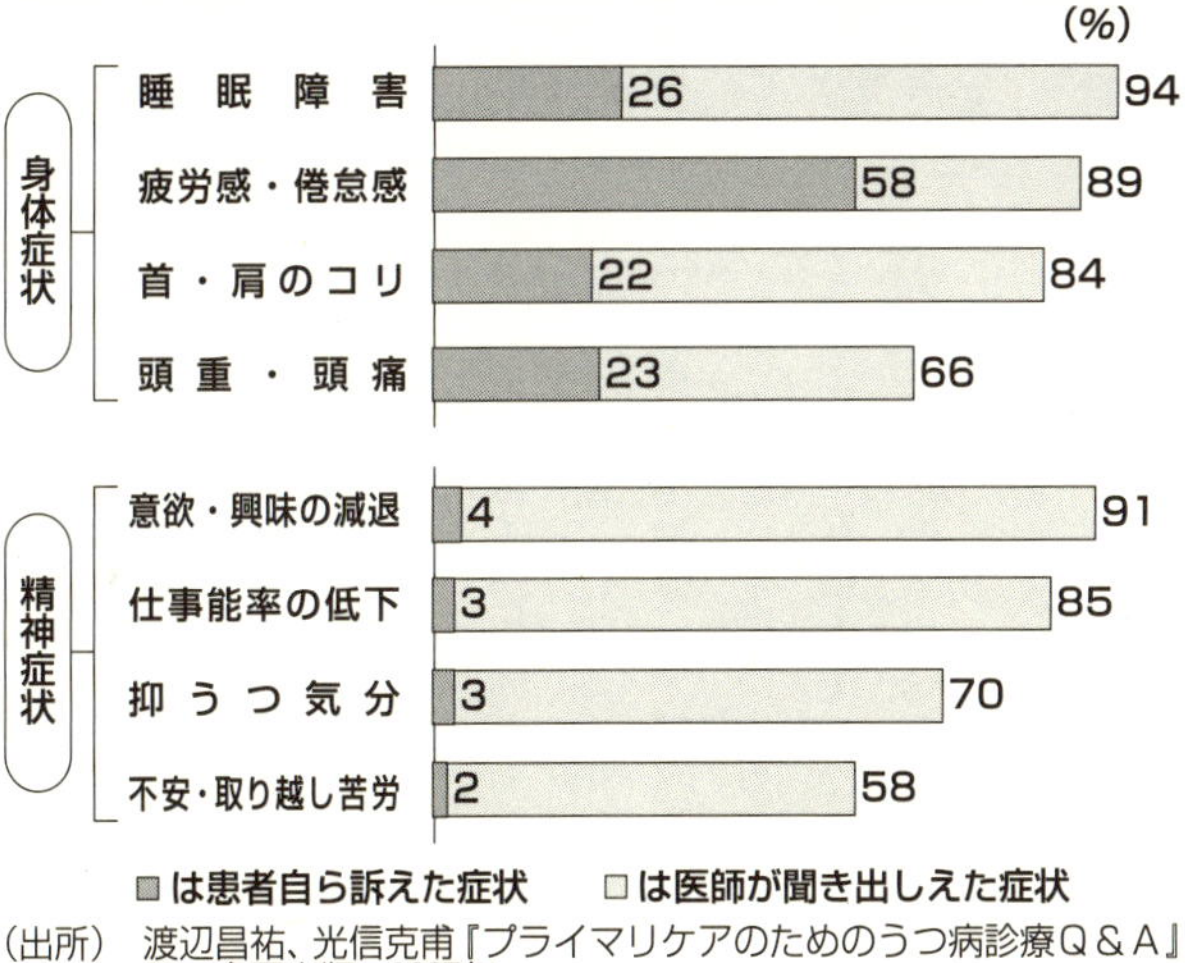

（出所）　渡辺昌祐、光信克甫『プライマリケアのためのうつ病診療Q＆A』p91、金原出版、1997年

▶うつ病であっても本人は心の症状に気づかず、身体症状だけを訴えることが多い

寝つきが悪い（入眠障害）、途中で目が覚める（中途覚醒）、眠った気がしない（熟眠障害）といった睡眠障害も見られます。ときには過眠（眠っても眠っても眠い）も見られます。

③日内変動

日内変動と言われる状態も、うつ病では特徴的です。朝に調子が悪く、午後になって調子が出てくるというものです。

うつ病から回復してくる過程では、最初は一日中調子が悪いのですが、だんだん午後から夜にかけて調子がよくなります。ついで朝は悪いが昼前には調子が出るようになり、最後には朝から調子がよくなります。こうなると病気の回復は本物です。

日内変動との関係で気をつけたいのは、うつ病で休みがちの方が、夜は調子がよくなるので、「明日は出社します」と上司に電話して、翌朝になると上司に電話すること自体つらくなり、無断欠勤してしまって、信用をなくしてしまう場合もあるということです。

④罪責感

「調子が悪く成果が出ないし、欠勤して会社に迷惑をかけている。申し訳ない。会社を辞めたい」と突然言い出す方がいます。うつ病では、責任を感じてこのような発言をすることはよくあります。実際にはある程度仕事ができているにもかかわらず、「まったくできていない。ムダ飯喰いだ。月給泥棒だ」と語る方もいます。

これは、抑うつ状態により自己評価が低くなり、実態以上に悪く自己評価してしまい、責任感を抱くというものです。この自責感は「死んでお詫びする」という気持ちにまで至ることもあり、自殺にも結びつくので要注意です。自己評価の低下も、うつ病の主な症状のひとつです。

⑤自殺願望

自殺をしたいという願望は、それ自体として抑うつ状態ではよく見られる症状です。

自殺願望がすべて病的な状態で見られるものではないものの、その多くは病的な状態で見られるものです。たとえば、貧困の状態にあっても、全員が死のうと思うわけではありません。会社に大きな損失を与えても、「死んでお詫びをしなくては」とまで思う人は一部です。つらい身体の病気になっても、死にたいと思う人はやはり少数です。通常は、死にたくなるほどの苦しみを体験しても、生きたいという気持ちのほうが勝つのです。

⑥否定的なとらえ方・考え方

抑うつ状態では、自分に対しても、将来に対しても、また周囲に対しても、悲観的にとらえてしまう傾向があります。自分のやってきたことを否定し、孤立無援の状態であると考えてしまい、将来はないと悲観してしまうわけです。

こうした認知は、抑うつ状態が改善してくれば変わります。そのため、「辞めたい」という話に対して、「今は結論を出さないで、状態がよくなってからあらためて考えましょう」と、結論を先送りするのが対応の常套手段です。状態がよくなってくると、もう一度頑張ってみようかという気持ちになるからです。

⑦食欲低下・体重減少

うつ病になると、ほぼ確実に食欲は落ちます。「食べても美味《おい》しいと感じない、何かを食べたいという気持ちになれない」という段階から、「食べたくない、吐き気がする、吐く」という段階までさまざまです。多かれ少なかれ体重も減ってきます。二キロ程度の体重減少はよくありますが、五キロも減るようであれば、休業させるか入院を考慮することもあります。

⑧興味の喪失

何をやってもつまらないと訴えます。テレビを見てもつまらない、ただつけているだけという話をよく聞きます。本来は多彩な趣味があるのに、何をやってもちっとも面白くないと感じます。

⑨意欲低下

脳のエネルギーのレベルが低下するうつ病においては、意欲の低下が特徴的です。「どうも最近やる気がしない、意欲が出ない」というレベルから、「一日中何もできず、風呂に入ることすら億劫で一週間も入浴していない」という状態まで、さまざまなレベルがあります。

⑩注意力・集中力の低下

注意力の低下や集中力の低下はミスや事故につながる症状であり、特に注意を要するものです。また注意力や集中力が落ちると、仕事の能率が悪くなり、仕事がはかどらず残業が多くなりがちです。残業が多くなると無理が重なり、うつ病の状態が余計に悪くなります。さらに注意力や集中力がより低下して悪循環に入るため、労務管理上、特に注意を要します。時間外労働は止め、ときには一定期間休むなどの方法を考える必要があります。

(3) うつ病になる引き金

次に、うつ病の引き金となる出来事について説明しましょう。

うつ病になりやすい出来事の代表的なものは、何らかの「喪失」です。世の中にはさまざまな喪失があります。経済的に損をしたというのは代表的な喪失でしょう。配偶者や親、親友が亡くなったというのは、つらい喪失ですね。最近では子供同然に可愛がっていたペットが亡くなる「ペットロス症候群」が話題になっていますが、その実態はうつ病です。転居は、住み慣れた土地を離れるという意味での喪失ですし、その土地で培った人間関係を失うことでもあります。定年退職すると社員章を返すことになりますが、長くいた職場を失い、仕事を失い、心の拠り所を失うことになります。

最近、大きな話題になっているのは、「過重労働（過度の時間外労働など）」によるうつ病です。重くなると自殺（過労自殺）に至ることもあります。月に八〇―一〇〇時間を超えるような時間外労働は心身に疲労が蓄積し、心臓や脳の血管が痛むとともに心も痛みます。そして、うつ病になることがあるのです。「燃え尽き症候群」も、実態はうつ病です。「燃え尽きた」という言葉は、男の美学に適っているような印象があり、一時ずいぶん使われました。しかし、ときには死んでしまうわけですから、美しさの陰にある鋭い棘《とげ》が見えにくくなるためか、最近は使われなくなってきているようです。

うつ病だけでなく、他の心の病や身体の病気でも見られることですが、もっとも忙しいピーク時ではなく、ピークを過ぎてホッとしたときに病気は出やすいものです。この時期に見られるうつ病は、精神医学の世界では「荷おろしうつ病」として知られてきました。

「昇進うつ病」という言葉もよく使われます。昇進は本来喜ばしいものであるのに、どうしてうつ病になるのだろうかと不思議に思われる方もいるかもしれません。昇進と言っても最近では以前ほどうまみがなくなってきていることも、昇進うつ病の背景にあるのかもしれません。管理職に昇進して時間外手当がつかなくなり収入が減った。それにもかかわらず、仕事はより忙しくなり、責任も大きくなったという声をよく聞きます。昇進は嬉しさをともないますが、負担感をともなうのも事実です。

異動や転勤にともなううつ病もよく経験します。最近のように組織の再編が短期間で繰り返されると異動や転勤が増えます。ときには不採算部門は切り離されて売却されたり、組織が解体されたりすることすらあります。そうなると職種転換を迫られることもあります。不慣れな環境や業務でストレスを強く感じて、うつ病になる方もいます。

ストレス要因においてもっとも多いのは人間関係です。人間関係と言っても多種多様です。上司や同僚とのコミュニケーションがうまくいかず、孤立して（客観的には孤立していないように見えても、本人は強い孤立感を抱いていることもあります）、うつ病になります。些細なことでも報告するように求める上司に対して非常にストレスを感じる人がいます。思うように動いてくれない部下にイライラして、結局自分で仕事を抱えてしまう上司もいます。明らかなハラスメントまではいかないものの、古くからいるメンバーにチクチク意地悪をされるような場合もあります。

うつ病のへの対策に限定されませんが、人間はサポート（支援）があれば何とかやっていけるものです。このサポートが弱いと、心の病になりやすくなります。しっかりしたサポートがあれば、案外耐えられるものです。サポートを得られるのは、職場では上司や同僚、先輩です。家庭では、親、兄弟、配偶者、子供、親類縁者などです。また小さい頃からの親友もとても大切です。宗教上のつながりも心の拠り所として重要です。趣味の仲間は、通常、利害関係がないサポート源のひとつです。

サポートには、経済的なサポートもあれば、技術的なサポートもあります。業務を手伝ってくれるといった具体的なサポートもあります。しかし、具体的な手助けにならずとも、話を聴いてもらうだけでも、とても大きなサポートになります。話しても何も解決しないとして、人に悩み事や困ったことを一切話さなかった方が、耐え切れなくなって、上司に不満や悩みをぶちまけて、ものすごく楽になったということを時々お聞きします。自分ひとりで抱えるには荷物が大きすぎるということでしょう。

現代社会は、ＩＴ化にともなってコミュニケーションの多くはメールなどによるものに置き換えられて、直接会って目と目を合わせて語り合うという機会が激減しました。会えばすぐに済むことであり、齟齬《そご》が生じない案件なのに、メールでやり取りするから、時間がかかって、しかも食い違いが生じたり、感情的になったりするものです。効率的になるはずのＩＴが非効率を生み出しているのかもしれません。

⑷　うつ病になりやすい性格

うつ病になりやすい性格と言っても、もちろん、ある性格では必ずうつ病になるなどということはあり得ません。また性格というのも、実は分かっているようで、よく分からないものなのです。ここでは、いくつか、うつ病と関係が深いとされている性格を取り上げます。蛇足ですが、性格が悪いということでなく、今の時代には多少の調整を要するかもしれないものとして理解ください。

①几帳面

几帳面な人は仕事上でのミスが少ないので仕事を任せやすいです。つまり組織では重宝されます。しかし几帳面も度が過ぎると、物事が前に進みにくくなります。現代社会は動きが非常に速くなっています。そのため、今の時代では几帳面さは、ときには不利な性格になります。時代に求められる性格ということもあります。そのため、几帳面さを発揮すべきところと、適当にお茶を濁すところをつくって、適度にメリハリをつけたいところです。こうした方の場合、何に重きを置くのかの判断が、実は難しいのかもしれません。

②メランコリー親和型性格

メランコリーとはうつ病のことです。親和性とは、関係があるという意味で使っています。つまりは、うつ病になりやすい性格ということです。ドイツのある学者が提唱したものです。一言で言うと、「秩序愛」であるとされます。秩序だったことを重んじるわけです。

たとえば、良好な人間関係という秩序の維持に腐心してしまいます。そのため、他人に対して必要以上に気を使うわけです。上司の無理な指示に対して嫌な顔ひとつしないで、唯々諾々と応じることになります。人との関係において摩擦を起こすことに強い不安を感じるわけです。

自分のキャパシティを超えるときには、きちんと説明して断わる勇気が必要なのかもしれません。

③完璧主義・完全癖

何事も完全にやらないと気が済まないという方です。完成度が高いということは、数はこなせないということです。芸術家のようにいい作品を残すということであればよいのですが、商品であれば、ある程度の個数を要求されます。職人肌の方が適応しにくい世の中になってきたものです。バランスをとるということなのでしょう。

④A型（タイプA）行動パターン

A型と言っても、血液型とは違います。競争心が強く、常にエンジンをふかして仕事をしているようなタイプです。同時にいくつもの仕事を抱えて、アグレッシブに仕事をこなしていきます。しかし、どういう仕事であっても、常に成果が出るとは限りません。停滞の時期もあるでしょう。そういう時期にうつに入っていきやすくなります。何事もホドホドが大切ということです。

⑤神経質

物事が気になりやすい性格です。些細なことや人から言われたことが気になり、落ち込むことがあります。くよくよして、人を避けるようになり、孤立感が強くなり、よけい落ち込みが強くなります。少し視点を変えることができれば、落ち込みも少なくなるでしょう。

⑸　うつ病になりやすい年代

うつ病は子供から高齢者まで、あらゆる年代に見られます。その中でも、うつ病になりやすい年代があります。ストレス要因が重なる年代や、ストレス要因への抵抗力の落ちる年代では、うつ病になりやすいと言えます。

たとえば受験期や学校を卒業して社会に出る年代は、ストレス要因が多くなります。結婚前後は何かとストレスがかかります。会社に入って管理職になる年代は、会社から期待されると同時に責任が重くなります。女性では妊娠・出産・育児の時期がうつ病になりやすくなります。育児ノイローゼの多くはうつ病です。個人差はありますが、四〇代に入るとストレス要因への抵抗力が落ちてきます。「喪失」が増えていくことになります。定年を迎え仕事を辞める時期は、大きな転換期です。うつ病になりやすくなります。配偶者など親しい人を亡くす人も増えてきます。うつ病になることを防ぐ支えが減ってくることになります。

(6) うつ病の治療

うつ病への対応は、薬物療法、心理療法、環境調整が三本柱となりますが、まずは休養を十分にとることがもっとも重要です。ときには、しばらく仕事を休むことも必要です。うつ病の方は生真面目な方が多く、会社や周囲の人間に迷惑をかけているとして不安や焦りが強く、早期に復職を希望します。しかし、うつ病では、「十分すぎるほど十二分に休ませること」が治療のポイントです。そして、そのことが再発しないコツです。「休み方を身につける」という意味もあります。うつ病になりやすい人は、適切な休養の方法を知らない方と言えるかもしれません。

再発を繰り返さないために、うつ病になった経過をきちんと把握して、うつ病を生じた背景、誘因（うつ病になったきっかけ）などを分析して、適切な対策を講じます。そうしないと繰り返す可能性が高くなります。

うつ病では、脳内の神経伝達物質の変化が見られるため、身体疾患と同じような意味での「病気」であると考えられています。そのため薬が必要です。最近では、SSRI（Selective Serotonin Reuptake Inhibitors：選択的セロトニン再取り込み阻害剤）やSNRI（Selective Serotonin & Norepinephrine Reuptake Inhibitors：選択的セロトニン・ノルアドレナリン再取り込み阻害剤）といった新しいタイプの抗うつ薬が使えるようになってきました。従来の抗うつ薬に比べて格段に効果が高いということではありませんが、副作用が少ないので、服用しやすいということが最大の利点です。

薬物療法により平均三カ月程度で改善しますが、薬物療法はさらに半年から一年程度続けるのが一般的であり、そのほうが再発する可能性が低くなるとされています。またカウンセリング（心理療法）も行ったほうが、再発がより少なくなります。うつ病になったことに関係している職場の人間関係、仕事の内容、仕事の進め方、家族との関係、物事の捉え方・考え方などもカウンセリングでは取り上げます。

最近では、うつ病の再発（一度治ったものが再び病的状態になる）や再燃（改善していたものの、ぶり返す）、さらに遷延性《せんえんせい》うつ病（治らずに長引いている）が大きな問題となっています。もともと、うつ病は再発をしやすい病気ですが、復職後の早期に病状が悪化して、再休職に入る方が多くなっています。

再休職する方が増えている背景として、最近、職場環境が厳しくなり、業務負荷が増大していることがあります。また従来であれば、復職当初は定型的業務など軽減業務をしばらく行いながら、職場に徐々に慣れていくといった配慮が可能でしたが、簡単な業務は外注化される傾向にあり、ソフト・ランディングが難しくなってきていることもあります。要するに、心の病から復職する方に対する職場における受け入れ状況の厳しさが、再発の背景にあると考えられます。

うつ病のだいたい一〇％程度は、躁《そう》状態になります。この場合、従来は躁うつ病と呼ばれてきましたが、最近では双極性障害（「抑うつ状態」という極と「躁状態」という極があるという意味です）と言われています。

気分は爽快で、いわゆるハイな状態です。おしゃべりになり、行動的で、高価な品物を買ったり、無謀な運転をしたりします。イライラして攻撃的になり、周囲の人とぶつかることもあります。考えや行動がまとまらなくなり、仕事でミスが多くなり、業績は通常下がります。睡眠時間が短くなることが多いですが、本人は不眠であるとは考えません。こうした状態は、もともと気分の波が大きい方に見られやすい傾向がありますが、抗うつ薬により誘発されて生じることもあります。

対応は、抗うつ薬を使用中であれば中止し、気分調整薬（波を抑える薬）か抗躁薬（躁状態を抑える薬）を用います。通常一カ月程度で改善します。明らかな躁状態ではない軽躁状態が見られる場合もありますが、これは双極性障害Ⅱ型と呼ばれます。

2　パニック障害（不安発作）

「パニック障害」は、マスコミにもしばしば登場する用語です。現代社会において認識が高まってきていることもあり、自らパニック障害として来られる方が増えています。生涯有病率は二―三％とされています。女性のほうが多く、男性の二倍程度です。比較的若い時期に生じやすく、もっとも多い年代は三〇代です。

パニック障害は、パニック発作を主症状とする病気です。このパニック発作では、動悸《どうき》、息苦しさ、震え、吐き気、眩暈《めまい》、手足のしびれや硬直などの症状が急に生じて、「おかしくなるのではないか」「死んでしまうのではないか」という恐怖感をともないます。おおむね一〇分くらいの間に不安発作はピークに達します。最初の発作では、救急車で病院に運ばれることもあります。

パニック発作を体験した人の多くは、再びパニック発作が起こるのではないかという不安を抱くことが多いですが、この不安を「予期不安」と呼んでいます。たとえば、通勤途上の混雑した電車の中でパニック発作が起きると、同じような状況では再びパニック発作が起こるのではないかとの不安を抱くようになり、満員電車に乗れなくなる方がいます。こういう場合は、「空間恐怖をともなうパニック障害」と呼んでいます。会社員では、しばしば、このタイプのパニック障害が見られます。

こうなると無理をして自家用車で通ったり、空いている朝早い時間帯の電車に乗るなどして、パニック発作になりそうな状況を避ける「回避行動」をとることが多くなります。

パニック障害は、短期間で軽快することは少なく、慢性的な経過をたどることが多い病気です。身体的異常がないことから、病院で「気のせい」と言われたり、「過換気症候群」「心臓神経症」「自律神経失調症」などと診断されて、適切な指導・治療を受けられない場合が多いからです。パニック障害は慢性化する過程で、うつ病を併発することも多いことが知られています。

パニック障害の治療は、薬物療法とカウンセリングです。薬物療法では、以前は抗不安薬を使っていましたが、最近では、抗うつ薬を用いることが多くなっています。カウンセリングでは、認知行動療法などが効果的です。

3　職場不適応

「職場不適応」とは、職場という環境における「ヒト」と「環境」との適応がうまくいかない状態を指し示す言葉であり、「適応障害」のひとつです。

適応障害では、環境に問題がある場合もあれば、本人に問題がある場合もあります。環境が苛酷であれば、多くの方が適応障害になります。個人の方のストレス耐性（ストレスに耐える力）が弱ければ、環境の問題が些細であっても不適応に陥ることがあります。職場では配置転換・異動・上司の交替・業務変更などが契機となり、適応障害が見られます。

職場不適応は、うつ病や不安障害など他の心の病に比べて軽症であり、通常、ストレスの原因がなくなると速やかに軽快します。その状態の内容から、抑うつ気分をともなうもの、不安をともなうもの、不登校のように行為の障害をともなうものなどに分けられています。

職場不適応の治療は、第一に何が適応障害の原因になっているのかを明らかにすることです。特定された原因を除去します。職務内容の変更や配置転換、職種転換なども考慮します。個人の側に課題があれば、課題を克服するための方法を考えることになります。この場合にはカウンセリングが有効です。抗うつ薬や抗不安薬などの薬物療法を行うこともあります。

職場不適応は、最近増加傾向にあります。職場状況が厳しくなってきていることと、若い社員が脆弱になってきていることの両方が、関係していると考えられます。職場不適応の方に対しては、職場の状況および本人の特徴を十分に考慮して、適正配置など適切な対応を行うべきでしょう。職場不適応は、本来的にマネジメントの工夫により一部は対応可能な状態であると考えられます。

4　そのほかに知っておきたい心の病

⑴　身体があちこちおかしい（身体表現性障害）

身体表現性障害とは、心理的な問題が背景にあり、その問題が不安・抑うつ・悲しみなどの精神症状として現れずに、身体の症状として現れるものです。

身体症状としては多様な症状が見られます。まず、頭・背部・腰・関節・舌などの痛みが生じます。眩暈《めまい》・立ちくらみ・耳鳴り・聴覚障害・喉の違和感などの耳鼻科系の症状もあります。眼痛・視力障害・視野障害など眼科系の症状、胸痛・息苦しさ・せきなどの呼吸器系の症状、動悸《どうき》・胸の締め付けられる感じなど循環器系の症状、胃痛・胃のもたれ・嘔気《おうき》・嘔吐《おうと》・下痢・便秘・腹痛などの消化器系の症状、生理不順・生理痛など婦人科系の症状、頻尿・排尿困難・下腹部痛など泌尿器科系の症状など多岐にわたります。こうした身体症状のために日常生活が妨げられるのが身体表現性障害です。

重大な身体疾患にかかっているのではないかという恐怖や考えへのとらわれが見られる場合には「心気症」と呼びます。内科や外科などを受診し適切な医学的評価や説明を受けても納得できず、医療機関を転々とする「ドクターショッピング」になることも多い病気です。治療では抗うつ薬を中心とする薬物療法と認知行動療法などの心理療法が用いられます。

この身体表現性障害は、詐病と間違われることがありますが、詐病のように意図的に病気を装うことではありません。また身体症状が長く続くと周囲から「気のせい」「気の持ち方」などと言われることがありますが、本人は実際につらい思いをしているのであり、「気持ちの問題」と片付けられると本人は当惑してしまうのです。このため、周囲は身体表現性障害について、きちんとした理解をもって、病気として適切に扱うことが必要です。

⑵ 対人恐怖症（社会不安障害：SAD）

社会不安障害は、これまで「あがり症」「赤面恐怖」「対人恐怖症」などと言われた病気です。会議でプレゼンテーションする際に、強い不安を抱き、頭が真っ白になり、混乱してしまうような状態を指します。生涯有病率は約一〇％で、男女差はないとされています。

人と一緒に食事をすることができない、公衆トイレが使えない、記帳ができないといったことがあり、社会生活で困難を覚えることもあります。人前で話をすることにより、その人たちから悪い評価を受けるのではないか、失敗して恥ずかしい思いをするのではないかという不安を抱き、震え、発汗、動悸などの身体症状が現れ、社会的場面を避けるようになり、仕事などの日常生活に支障をきたします。生涯有病率は三―五％とされています。

この社会不安障害は、かつては性格の問題であると思われてきましたが、今は、「心の病」のひとつであり、薬物療法（SSRIなどの抗うつ薬と抗不安薬）や心理療法によって症状は改善することが明らかにされてきました。

(3) 強いこだわり・とらわれ（強迫性障害）

頭ではおかしいと分かっていながら、イヤな考え（強迫観念）がどうしても頭から離れずに、それを打ち消すために表面的には意味があるように見える行為（強迫行為）を何度も繰り返してしまうことが、強迫性障害の特徴です。生涯有病率は一―二%で、男女差はありません。

たとえば、トイレに行った後に、手がバイ菌に汚染されていると感じ、手を何度も洗ってしまうこと（洗浄強迫）や、施錠を何度も確認する（確認強迫）、何か行動をするときに必ず決まった順番でやらないと気がすまない（儀式）といったものがあります。

多くの方は、強迫症状が奇異であったり、不合理であるという自覚（病識）を持っているため、思い悩むことになります。また強迫観念や強迫行為のために、日常生活に支障が出てきてしまうこともあり、根気よく治療を続けることが大切です。一般的にこれらの強迫症状は、ストレス要因によって悪化する傾向があります。

強迫性障害は、神経伝達物質を含む脳の機能障害が関連していると考えられています。強迫性障害の治療は、ＳＳＲＩなどの抗うつ薬を用いた薬物療法と、認知行動療法などの心理療法によって行います。

⑷　トラウマ（外傷後ストレス障害：ＰＴＳＤ）

通常の日常生活では体験しないような衝撃的な出来事に遭遇した際に生じる「心の傷」をトラウマと呼びます。このトラウマへの反応の中で特定の症状を呈する一群の病態がＰＴＳＤ（Posttraumatic stress disorder）です。

米国において、ベトナム戦争からの帰還兵に多く見られ、国家賠償の対象として取り上げられるようになってから、とりわけ注目されるようになりました。戦争やテロ以外に、レイプなどの犯罪、大規模な自然災害や交通事故を体験したり、目撃することで生じます。重大なトラウマを受けた人の一〇％前後に見られるとされています。二〇〇一年のアメリカ同時多発テロの後でも、多くのＰＴＳＤの患者が発生したと報告されています。

症状は、体験等の一部や全体に関わる追体験（フラッシュバック）、トラウマの原因になった事柄や関連する事物に対しての回避傾向、精神的不安定による不安、不眠などの過覚醒症状などです。

治療ではＳＳＲＩなどの抗うつ薬を中心とする薬物治療と心理療法が用いられます。心理的外傷となる出来事への情緒的な反応を軽減するには、認知行動療法を含む心理療法が有効です。

最近は、このＰＴＳＤやトラウマという言葉が、やや安易に使われている傾向があります。

⑸ 拒食症（摂食障害）

摂食障害は、極端な食事制限や、過度の食事の摂取などをともない、それによって健康にさまざまな問題が引き起こされる状態をいいます。

摂食障害には、拒食症や過食症などの種類がありますが、両方見られることもよくあります。体重が増えることへの恐怖と、自分の体のイメージへのこだわりが極端に強くなります。そのため、食事を受けつけなくなって体重が激減したり、逆にいくら食べても満足感が得られずにむちゃ食いをするなどの行動が見られます。

症状に悩むきっかけは、何気なく始めたダイエットだったり、友達や恋愛関係の悩みであったり、勉学や仕事のストレスだったり、友達の一言だったり、さまざまです。しかしそれらは根本的な原因ではなく、これまでのさまざまな人間関係や、物事への捉え方や感じ方が複雑に積み重なって、食べることへのこだわりを強めてしまっていると考えられています。

周囲は、適度に食べてくれさえすれば問題は解決すると思いがちですが、本人の心の叫びは何なのかを考えながら、じっくり、ゆっくり、本人と向き合うことが大切です。

極端に体重が減っている場合は、身体的な危機に陥ることもあり、早急な医療が必要です。拒食症では食事と体のイメージへのこだわりが強く、明らかに痩せが進行していても、まだ脂肪があるとして太ることへ恐怖を持つことが多くあります。

過食症では過食直後に嘔吐する場合が多く、体重は増加しないか、あるいは増減が著しくなります。体重増加を嫌って下剤や利尿剤を使用することもよくあります。対人関係などによるストレスが強いと過食が激しくなり、過食すると自責感・敗北感が生まれて落ち込むことが多くなります。

(6)　偏った性格（パーソナリティ障害）

パーソナリティ障害は、人格上の偏りが本人に苦痛をもたらし、あるいは社会生活上の問題を生じる状態を言います。通常、青年期に始まります。幼少時期の環境など、さまざまな外的要因と生まれ持った気質とがあいまったものと考えられています。

最近では、典型的な人格障害ではなく、人格の未熟さ、社会性の未熟さが目立つ人が増えてきています。こうした人々は、ストレス要因に対する耐性が低く、そもそも対人葛藤を生じやすく、容易に不適応となることがあります。その場合にも、他人を責める傾向が強く、「上司が悪い」「組織が悪い」と思いがちで、自分の問題に目が向くことが少ないのが難しいところです。

治療はカウンセリングが中心で、必要に応じて薬物療法を併用します。

⑺　依存症（嗜癖）

嗜癖《しへき》とは本来、ある特定のものを好きこのむ癖《くせ》のことを指します。精神科領域では、癖よりもさらに強く飲酒や薬物摂取などへの習慣にとらわれてしまい、社会生活、職業生活、人間関係などに支障が生じてさえも、自分ではコントロールできなくなる状態を言います。今日では、依存という言葉も広く使われています。

嗜癖はその対象物によって、三つに大別されるとされています。一番目はアルコールや薬物、食物などの物質を摂取する「物質への嗜癖」、二番目はギャンブル、借金、買い物、仕事など行動に関する「行動への嗜癖」、三番目に刹那《せつな》的な恋愛や暴力的な人間関係などの「人間関係への嗜癖」です。

問題の背景には、家族の機能不全があると言われています。嗜癖は本人も周囲もなかなか問題を認めたがらないという「否認」が特徴的です。そのため相談や治療に結びつきにくく、問題が深刻化して生活や人間関係が破綻してしまうこともあります。本人や周囲が問題であることを認識するところから治療がスタートすると言ってもよいでしょう。回復には、本人も家族もこうした問題意識を持ち続け、過去の自分や人間関係の持ち方を振り返り、これからの生き方を再構築していくことが重要です。そのために病気の知識を学ぶ心理教育や、家族教室、自助グループへの参加が有効です。

嗜癖のうちアルコール依存症は、従来指摘されている職場の3A（Absenteeism：常習欠勤、Accident：事故、Alcohol：アルコール）のひとつです。アルコール依存症は、アルコール関連問題の頂点に位置するものであり、アルコール関連問題の中でもっとも重症な病態であると考えられます。アルコール関連問題は、身体的問題、精神的問題、社会的問題に分かれます。社会的問題としては、家庭における問題（夫婦関係の不良、別居、離婚、家族への暴力など）、職業上の問題（遅刻、欠勤、労働災害、失職など）、経済的問題（借金など）、刑事問題（飲酒運転事故、暴力事件など）などが挙げられます。身体的問題は、肝障害、膵《すい》障害、上部消化管障害、中枢神経障害、末梢神経障害、心筋障害など多岐にわたります。アルコールによる精神症状は、振戦譫妄《しんせんせんもう》（ふるえや幻覚など）、アルコール性幻覚症、アルコール性コルサコフ症候群などです。

アルコール依存症は、早期の段階で適切な治療を行うことが重要です。職場の周囲の理解が欠かせません。アルコールに関しては寛容であった日本の職場の風土が、この問題の背景にあることが指摘されています。

また最近では、IT社会化を反映して、ネット依存症の若い方が増えています。夜中までネットをやっているため、寝る時間がついつい遅くなり、朝起きられなくなり、遅刻したり休んでしまいます。ネット依存で体調を崩して入院された方がいましたが、結局入院中もパソコンを持ち込んでいました。ネットにアクセスできないことで極度の不安に陥っていました。

(8) 心身症

心身症とは「身体疾患のなかで、その発症や経過に心理社会的因子が密接に関与し、器質的ないし機能的障害が認められる病態をいう。ただし神経症やうつ病など、他の精神障害にともなう身体症状は除外する」（日本心身医学会）と定義されています。このように心身症は心の病ではなく、身体疾患であり、その発症にストレスが深く関わっている場合を指します。

あらゆる身体疾患にはストレスが関与していると言っても過言ではありません。配偶者が亡くなった後、悪性腫瘍《しゅよう》になりやすいとされていますが、ストレスにより抵抗力が落ちて悪性腫瘍ができると考えられます。心身症の典型例としては、消化性潰瘍《かいよう》、気管支喘息、高血圧症、過敏性腸症候群が挙げられます。

ストレスをまったく自覚しない人でも、心身症になることがあります。自分自身の感情がつかめず、葛藤が生じても現実生活の細かい事柄にこだわるために、心の中に高まった緊張が身体の病気に至ると考えられます。自らの感情を認知したり、表現することが不得意な傾向をアレクサイミア（失感情症）と言いますが、心身症になりやすいタイプのひとつとされています。

心身症は、カウンセリングと薬物療法に加え、各身体疾患に応じた専門治療が行われます。バイオフィードバック法、行動療法（リラクセーション法）、認知行動療法が多く用いられます。

⑼　統合失調症

統合失調症は、考えや気持ちがまとまりにくくなり、物ごとに対して誤った意味づけをしたり、現実にはない体験をしているように感じる妄想や幻覚、まとまりのない行動、意欲が減ったり、感情の表現が乏しくなったりという状態を主な症状とする病気です。最近までは「精神分裂病」と呼ばれていました。ケアのあり方の難しい病気であることは、今も変わりません。

統合失調症の生涯有病率はだいたい一％であり、稀な病気ではありません。原因はまだあまり分かっていませんが、中枢神経系の機能に障害があって起こる病気であることが明らかにされつつあります。脳の神経と神経の間で、さまざまな情報を伝えるドーパミンなどの神経伝達物質が過剰に働いてしまうことで、脳の神経が過敏になることが知られています。

治療には、脳内の神経伝達物質に作用する薬が有効です。入院して、心身を休めることが必要になることもありますが、普通は外来治療で十分です。いったん症状が落ちついた後もストレスを受けて再発することがあります。薬をきちんと飲むことで激しい症状はやわらぎ、再発を防ぐこともできます。治療や生活を支えていく上で、家族の援助が有効であり、大切です。

現在では、統合失調症は単一の病気ではなく、多様な原因から生じる「症候群」と考えられています。短期間で回復して、以後は完治と言ってよいほど経過のよい方もいます。統合失調症に対しては、病状が落ち着けば、適正配置を行うことによって安定的に業務を遂行することは十分に可能です。

[IV]

組織でメンタルトラブルを防ぐ

これまでメンタルトラブルが発生するメカニズムや心の病の症状・治療法について解説してきました。本章では、それを踏まえて、メンタルトラブルを防ぐ方法を解説します。

メンタルトラブルを防ぐ方法は大きく分けて考えると、国としての対策、企業（組織）としての対策、そして個人としての対策になります。国の対策はあくまでも大枠を示すものであり、企業の対策になると、企業の業種、立地、企業規模などにより、具体的な方法は大きく異なってきます。企業としての対策のうち、ラインのマネジャーに取り組んでいただきたい事柄については次のV章でまとめてご説明します。自分自身を守るためのストレスマネジメントの方法については、島・佐藤『ストレスマネジメント入門』（日経文庫）で詳しく紹介しましたので、あわせてご参照ください。

それではまず、国の対策を説明しましょう。国の対策の流れを知ることは、どのようにメンタルヘルス対策を行うべきかを考える上でとても大切なことです。

1　産業保健における国の対策

国の産業保健領域におけるメンタルヘルス活動は、「ＴＨＰ」「快適職場づくり」そして「メンタルヘルス指針」という発展過程をたどってきています。簡単に見ていきましょう（図表26）。

(1)　心とからだの健康づくり（ＴＨＰ）（一九八八年）

ＴＨＰ（Total Health Promotion Plan）とは、「心」と「からだ」の両面から健康づくりを行っていこうという考え方です。つまり心とからだの両面という意味でのトータルです。それまでは、健康づくりというとどうしてもからだの健康づくりが中心でしたので、このＴＨＰはメンタルヘルス対策において重要な契機となりました。国の施策においては、今日の職場におけるメンタルヘルス活動の端緒となったものです。

ＴＨＰでは、健康測定の結果をもとにして、運動指導、栄養指導、保健指導、心理相談を行って、病気の一次予防（病気にならないような対策）、つまり健康の保持・増進をめざすというコンセプトになっています。ＴＨＰの指導者の養成講座が設けられており、所定の講座を修了すると資格が付与されます。メンタルヘルス領域では、心理相談担当者が育成されています。

図表26　国のメンタルヘルス活動の歩み

(1)	心とからだの健康づくり（THP）（1988年）
(2)	快適職場づくり（1992年）
(3)	事業場における労働者の心の健康づくりのための指針（2000年）
(4)	労働者の心の健康の保持増進のための指針（新メンタルヘルス指針）（2006年）

(2)　快適職場づくり（一九九二年）

「快適職場づくり」は組織を対象としたものです。ここでの「快適」という言葉には大別して二種類の意味があります。ひとつは、物理環境的な快適性です。職場の騒音、室温、湿度、照明、作業机、椅子の設計などを指します。もうひとつは、心理的な快適性で、職場の人間関係を中心とするものです。またリラクセーションを行えるような部屋の設置も、この中に含まれます。

この快適職場づくりは、個人を対象とした上述のＴＨＰとあわせて、産業保健におけるメンタルヘルス対策の車の両輪をなすものであると考えられています。

(3)　事業場における労働者の心の健康づくりのための指針（二〇〇〇年）

「事業場における労働者の心の健康づくりのための指針」は、昨今の職場のメンタルヘルスの急激な悪化に対応して二〇〇〇年に旧労働省が出したものです。

図表27　メンタルヘルスケアを推進する４つのケア

①セルフケア
②ラインによるケア
③産業保健スタッフ等によるケア
④事業場外資源によるケア

この指針には罰則規定はなく、したがって強制力はありません。しかし、この指針の発表以来、多くの事業場においてメンタルヘルス対策への関心が高まり、メンタルヘルスへの取り組みを始めているところが増えてきています。

この指針では、メンタルヘルスケアを推進するにあたって、以下の四つのケアが重要であるとしています（図表27）。

①セルフケア

セルフケアとは、自分の心の健康管理を自分でするということです。自己管理や自己責任が問われる時代において当然のことでしょう。セルフケアとは、まずは、ストレスの状態や自分の心の健康状態について把握することです。

もしストレスが溜まっていたとしたら、ストレスを避けるなり、減らすなりして、同時にストレスを発散するようなことを心がけることです。ついついストレスを溜めてしまって、体調を崩す人が多いですが、早めに周囲に相談することにより、対応することができます。話すだけでもずいぶんと楽になるものです。

また体調が思わしくなければ、専門家に相談しましょう。職場には、産業医や保健師などの専門家がいますので、上手に活用することも考えるべきです。休養室が整備されている事業場もあります。残業を減らすなどの対応をしたり、思い切って早めに有給休暇をとるのがコツです。無理をして仕事を続けていると、調子を大きく崩して、長く休むことになってしまいます。

ただ、メンタルヘルスの領域では、必ずしも本人の自覚や努力に任せられない部分がありま す。たとえば、病識（自分が病気であり、適切な治療を受ける必要があるという認識）が不十分で、医療機関に行こうとしないことがよくあります。否認（意識的に否定するのではなく無意識的に認められない状態）が強く、心の病があり明らかに症状が出ていても、「自分はどこも具合は悪くない、健康である」と主張する人もいます。また精神的な問題に対する偏見もあります。薄々心の病かもしれないと思っていても、「恥ずかしい」「世間体が気になる」「出世に影響する」と考えて、病気であることを隠そうとするのです。

つまり、メンタルヘルス対策においては、セルフケアだけでは不十分で、家族や職場の方など周囲の方が気をつけてあげることが必要なのです。

②ラインによるケア

ラインのマネジャー（管理監督者）によるケアです。従来、職場における支援のキーパーソンはラインのマネジャーであるとされてきました。この指針においても、そのように位置づけています。まさに本書の読者の多くが期待されている役割です。

上司が部下の問題に気づくことと、上司の部下への配慮・支援は非常に大切であると考えられますが、必ずしも容易ではありません。ラインによるケアのポイントについては、Ｖ章の１「役割が大きいラインによるケア」（→一四八ページ）で詳しくご説明します。

③産業保健スタッフ等によるケア

産業医、保健師・看護師、カウンセラー、衛生管理者等、産業保健スタッフといった職場の専門職によるケアです。専門職の役割は、次のような内容になります。

定期的に健康診断をして心身の状態を評価し、病気が疑われる場合には、適切な医療機関を紹介します。病気まではいかないものの、将来病気になる可能性がある場合には、保健指導（飲酒・喫煙・食習慣・運動習慣など、健康を保つ方法の指導）を行います。また必要に応じて、業務調整（残業時間の制限や医学上適正と考えられる配置）を職場に勧奨します。職場巡視と言って、実際に仕事をしている現場を見て、医学的観点から必要な対応を指示します。特に有害物質など健康に悪影響を及ぼす環境に注意を払います。

ところで、産業医、保健師・看護師は医療・保健の専門家ですが、メンタルヘルスに精通しているとは限りません。衛生管理者の配置も法律で定められていますが、メンタルヘルスに関しては現状ではあまり有効に機能していません。

④事業場外資源によるケア

メンタルヘルスにおいて活用できる事業場外資源は、主として医療機関と相談機関に分かれます。

医療機関において治療が必要であると判断されれば、薬が処方されます。また医療機関によっては、カウンセリングをしてくれるところもあります。

上司としては、医療機関の主治医と情報の交換をして、職場での配慮やケアについて指示を得たいところですが、簡単ではありません。なぜなら、まず主治医には守秘義務があるからです。本人の了解がとれれば、上司と会ってくれるかもしれません。この場合には本人と同席のほうがよいでしょう。しかし、同じ医療職である産業医や保健師に間に入ってもらうほうが、主治医もより安心して話をしてくれることでしょう。産業医や保健師などから噛み砕いた、より具体的な指示を得ることができます。

実は、もうひとつ大きな問題があります。それは、どこの医療機関も忙しくて、なかなか時間をとってもらえないことです。もし時間をとっていただける場合には、それに対してきちんと対価を支払ったほうがよいでしょう。

一方、相談機関には公的な機関もあれば民間の機関もあります。ただし、あくまで相談であり、治療をするところではありません。相談の範囲は機関によって異なります。たとえば、ストレスへの対応方法や、専門医療機関の紹介などを行うところもあります。事業場におけるメンタルヘルス対策の進め方など、組織としての対応に関して相談することができる機関や、心の不調を抱えた部下への対応などについて相談に乗ってくれる機関もあります。

なお、指針にはありませんが、家族によるケアは最後の砦です。なんと言っても最後に頼れるのは家族です。職場の方が受診を勧めてもなかなか重い腰をあげてくれない場合でも、家族に言われると受診する方が多いのです。食事も含めて日常的に接している家族が主治医から本人の対応に関して指示を得て、ケアをしていただけると非常に有効です。

とはいえ、毎日顔をあわせている家族であれば、本人の状態がよく分かると考えがちですが、かえって気がつきにくいこともあります。また本人がご家族から、「病院に行く必要はない」「薬なんか飲んではダメだ、癖になる」などと言われることもあります。なかなか難しいものです。

(4) 労働者の心の健康の保持増進のための指針（二〇〇六年）

二〇〇六年度より、改正労働安全衛生法が施行されました。その労働安全衛生法に即して、事業場において社員の心の健康の保持増進が適切かつ有効に実施されるように、メンタルヘルスケアの原則的な実施方法について定めた「労働者の心の健康の保持増進のための指針（以下、「新指針」と略します）が公示されました。

おおむね二〇〇〇年の指針を踏襲したものですが、次の七点において、事業場の実態に即して、より踏み込んだ内容となっています。管理者や人事担当者にとって重要であると思われる新指針のポイントを紹介しましょう。

①法律に基づく指針になったこと

法律に基づく指針になったことが、新指針のもっとも重要なポイントです。法律に基づく指針になったということは、非常に意義が大きいと考えられます。指針の格が上がったということですが、名目上のことでなく、実質的にも重要な意味を持ちます。つまり法律を根拠とした指針である以上、事業場はより一層、適正な対策の実行を求められることになったわけです。

②一次予防から三次予防までを含む包括的指針になったこと

旧指針を発表した後にも、労働者のメンタルヘルスの状態が改善しないことに対して、行政において追加の措置をとっています。新指針は、旧指針と比較して、一次予防（病気にならないような対策）、二次予防（病気の早期発見と早期の対応）、三次予防（病気の再発予防・復職の支援）を含んだ、より包括的な対策を示したという点が重要です。

③衛生委員会等の調査審議事項として取り上げたこと

改正労働安全衛生法および新指針では、衛生委員会等の活用を重視しています。衛生委員会は、事業者・労働者双方が労働者の健康の保持・増進などについて審議することを目的として設けられています。メンタルヘルス対策が衛生委員会等の調査審議事項になるということは、形式的な対応ではなく、実効性のある対応を求めているということになります。

④家族との連携への言及

新指針では、「社員に日常的に接している家族は、社員がメンタルヘルス不調に陥った際に最初に気づくことが少なくない。また、治療勧奨、休業中、職場復帰時及び職場復帰後のサポートなど、メンタルヘルスケアに大きな役割を果たす」と記載しています。

「このため、事業者は、社員の家族に対して、ストレス要因やメンタルヘルスケアに関する基礎知識、事業場のメンタルヘルス相談窓口等の情報を社内報や健康保険組合の広報誌等を通じて提供することが望ましい」とあり、さらに「事業者は、事業場に対して家族から社員に関する相談があった際には、事業場内産業保健スタッフ等が窓口となって対応する体制を整備するとともに、これを社員やその家族に周知することが望ましい」と記載しています。

社員に対する家族の支援は非常に重要です。この家族の支援をどのように得るのか、家族とどのように連携をとるのかが大切になります。通常は健康保険組合の事業として、広報誌などを通じて家族に情報を提供します。

⑤事業場内メンタルヘルス推進担当者が新設されたこと

新指針において、事業場内メンタルヘルス推進担当者が新設されました。事業場において、実質的にメンタルヘルス対策を実施する担当者であり、事業場外資源との橋渡しをすることが期待されています。この実務を担う候補としては、保健師など看護職や衛生管理者・衛生推進者などの職種が考えられています。

職場においてメンタルヘルスを推進していくには、推進役となるエンジンが必要です。メンタルヘルス対策を外部資源に丸投げする会社がありますが、それでは効果を得られません。外部資源を用いるとしても、事業所内部において適切に外部資源をマネジメントする部署や担当者が必要です。

⑥個人情報保護への配慮

二〇〇五年の個人情報保護法の施行にともない、健康情報という高度の個人情報を扱う産業保健においても、情報の流通や開示あるいは活用に関しては、十分な注意が必要になっています。事業場外資源との連携における個人情報の取り扱いには細心の注意が求められます。

⑦ラインによるケアの補強

新指針では、「管理監督者は、部下である社員の状況を日常的に把握しており、また、個々の職場における具体的なストレス要因を把握し、その改善を図ることができる立場にある」と記載しています。

確かに管理監督者は、組織図上はそのような位置にあります。しかしながら産業構造やビジネス環境の変化にともなって、ラインの状況が大きく変わりつつあるので、ラインによるケアを補完する方策も考えておく必要があるでしょう。

たとえば、昨今、多くの組織においてプロジェクトチームを編成して業務にあたることが多くなってきています。プロジェクトにおいて指揮命令をする者が、メンバーのケアを行う必要があります。

このほか二〇〇六年度の改正労働安全衛生法においては、過重労働の労働者に対しての面接指導が一部義務化されています。この過重労働対策には、脳心疾患（脳血管障害や心筋梗塞《こうそく》など）への対策とともに、うつ病などの心の病への対策が含まれています。今後の成果が期待されています。

2　企業と管理監督者には安全配慮義務がある

今日、職場においてもっとも重大な問題は、いわゆる「過労自殺」でしょう。心の病の業務上認定の第一号は、鉄道建設に従事していた技術者の後遺症状をともなった自殺ケースです。民事裁判における過労自殺の第一号は、電通の若い社員の自殺ケースです。安全配慮義務を理解する上で、この民事裁判のケースの経過を知ることがとても参考になります。少し長くなりますが、裁判記録などから引用します。

⑴　長時間労働によるうつ病で自殺した電通社員のケース

一九九〇年四月に電通に入社した男性社員が、一年半後の一九九一年八月に自殺されたというケースです。業務はラジオ番組の広告主への営業が主でした。入社してからの一年五カ月間、日曜日も必ず仕事に出かけ、この間にとった有給休暇は半日だけであったとされています。特に入社後十一カ月からは、午前二時以降の退社が三日に一度、午前四時以降が六日に一度で、睡眠時間は三〇分から二時間三〇分でした。入社翌年の春ごろから、真っ暗な部屋でぼんやりしたり、「人間としてもうだめかもしれない」と漏らしたり、うつ病の症状が現れ始めていました。その末での自殺です。

両親が損害賠償請求訴訟を提起し、その後八年にわたって裁判が行われました。一審判決では、常軌を逸した長時間労働とそれによる睡眠不足の結果、心身ともに疲労困憊《こんぱい》し、それが誘因となってうつ病に罹患したとして、電通に一億二六〇〇万円の損害賠償の支払いを命じました。判決理由では、会社は社員に対し、労働時間及び労働状況を把握し、長時間労働によりその健康を侵害されないように配慮すべき安全配慮義務を負っているとしました。また、会社が準備した健康管理は実質的には機能していないことは明らかで、しばしば翌朝まで会社で徹夜して残業をするなど、常軌を逸した長時間労働や健康状況の悪化を知りながら、労働時間を軽減させるための具体的措置を取らなかった会社に過失があるとしています。

二審判決では、会社側は常軌を逸した長時間労働及び同人の健康状態の悪化を知っていたとして、自殺を予見することが可能であったとしました。しかし自己申告制により実際の残業時間よりもかなり少なく申請していたことが、上司の勤務状況の把握をやや困難にしたことと、時間の適切な使用方法を誤り、深夜労働を続けた面もあり、労働者本人にも、うつ病罹患に一端の責任があり、さらに両親も息子の勤務状況や生活状況をほぼ把握しながら、これを改善するための具体的措置を採っていないなどを考慮して、損害のうち七割を会社側に負担させるのが相当としました。

最高裁では、本人の性格は一般の社会人の中にしばしば見られるものの一つであり、同種の業務に従事する労働者の個性の多様さとして通常想定される範囲を外れるものではないとしました。また両親が同居していたとはいえ、本人は独立した社会人として自らの意思と判断に基づき業務に従事していたのであり、両親は息子の勤務状況を改善する措置を採りうる立場にあったとは容易に言うことはできないとしました。そして二審判決の過失相殺等の適用の誤りを指摘し、高裁に差し戻しました。

その後、高裁から和解勧告がありました。会社側から基本的な和解案が提出され、和解が成立し、電通は一億六八〇〇万円の損害金を支払った上、謝罪しました。

(2) 労務管理は、安全配慮義務の観点からも

この判決後、職場のストレス要因のために「心の病になった」、あるいは「自殺に追い込まれた」として、企業などを訴える民事裁判の事案が増加しています。最近では、事業者のみならず管理監督者を訴えるケースも出ています。このため、実行責任者である管理監督者は、安全配慮義務の観点を常に十分に念頭に置いて、部下の労務管理を行う必要があるのです。

ここで重要なのは、健康管理部門と十分にコミュニケーションをし、連携を取ることです。つまり健康管理的対応が、労務管理や人事管理より上位に位置することを考慮する必要がある

のです。このように、職場のメンタルヘルスにおいては安全配慮義務が非常に注目されていますので、企業と管理監督者には、特に過重労働を中心として労務管理には十分に注意を払うことが求められています。

3　組織で取り組むストレスマネジメント

(1)　ストレスマネジメントとは

自分と周囲を守るためにはストレスマネジメントの手法が有効です。ストレスマネジメントとは、ストレスに対して上手に対応する方法です。その基本は、①ストレス要因とストレス反応への気づきの促進、②ストレス要因への対策、③ストレス反応への対応です。

職場においては、どのようなストレス要因があるかを把握することが第一です。ストレス要因への対策およびストレス反応への対応としては、一般社員が自分の課題として行うべきこと、管理監督者が職場や組織の課題として行うべきこと、そして産業医・看護職などの産業保健スタッフが行うべきことがあります。

本書では、管理監督者が職場や組織の課題として行うべきこと、そして産業医・看護職などの産業保健スタッフが行うべきことを紹介します。一般社員が自分の課題として行うべきことについては、島・佐藤『ストレスマネジメント入門』(日経文庫)で詳しく紹介していますので、あわせてご参照ください。

(2) ストレスマネジメント実施上のポイント

ストレスマネジメントを行う際に確認していただきたいポイントがあります。すでにお話しした内容も含まれていますが、再確認してください。

①ストレスマネジメントは、心身の健康に対する対策として有効な方法である

ストレス要因は、心の健康だけでなく、体の健康にも重大な影響を及ぼすものです。ストレスマネジメントは、心身両面において健康を保持増進し、病気を予防する上で有効です。また再発予防にも役立ちます。つまりストレスマネジメントは、一石二鳥、三鳥の効果を持っているのです。

②ストレスマネジメントは、個人と組織の両方を対象とした取り組みである

ストレスマネジメントは、個人を対象とした取り組みであると同時に、集団や組織を対象とした取り組みです。社員個人においてストレスマネジメントを行うだけでは不十分です。職場環境にメスを入れなければ、再発や再休職を繰り返し、病的状態に陥る人が次から次へと出てくることもあるからです。つまり、個人を対象とした取り組みと職場を対象とした取り組みはストレスマネジメントの両輪であり、両者が足並みをそろえて進んでいくことが望ましいと言えます。

③ストレスマネジメントは、メンタルヘルス指針に沿って行われることが望ましい

ストレスマネジメントは、「事業場における労働者の心の健康づくりのための指針」に示されている四つのケアに沿って進めることが望ましいと考えています。つまりセルフケア、ラインによるケア、産業保健スタッフ等によるケア、事業場外資源によるケアのそれぞれにおいて、お互いの有機的連携を考慮しながら、ストレスマネジメントを行っていくわけです。

④ストレスマネジメントは「気づき」から始まる

ストレスへの気づきには、ストレス要因への気づきとストレス反応への気づきの両方があります。まずはストレス要因についての知識を持つことが必要です。また同時に、身体の感覚を高めて、心の状態を客観的に見る目を養うことも大切です。勤務時間中は多忙な日常業務に追われて自らを省みる時間をとるのは難しいでしょうから、帰宅後寝るまでの時間において、あるいは週末余裕のある時間が持てたときに、自分のストレスの状態を客観的に見ることを習慣化するのも有用です。

このようにストレスマネジメントは、まずはストレスに対する「気づき」から始まります。多くの人がストレス要因に気づいていないし、またストレス反応を自覚していないのです。こうしたストレスに対する教育を行うことが大切です。

⑤ストレスマネジメントの方法の継続的なバージョンアップを行う

効果の指標を事前に決めておいて、適宜、効果の評価をしながら、必要に応じてストレスマネジメントのシステムおよびプログラムのバージョンアップを行うことが重要です。このためには、何を目的にストレスマネジメントを導入して、どの程度の期間で効果を求めるのかという戦略を事前に描いておきます。

(3) ストレスマネジメントの方法

ストレスマネジメントの方法は、次のように分けられます。

①職場のストレス要因およびストレス修飾要因の評価を行う

ストレスマネジメントを行うには、職場のストレス要因およびストレス関連要因の評価が必要です。評価方法は、信頼性があり、標準化されているツールを用いることをお勧めします。他社との比較が可能な標準化された汎用性の高い評価方法とともに、当該の組織に合致するようにカスタマイズされた評価方法も加えておいたほうがよいでしょう。つまり、同業他社等との比較を意識したものと、当該職場の問題を端的に抽出できるものの両方を考えるわけです。

ストレス反応に影響を与える要因（「ストレス修飾要因」と言います）には、物事の考え方やストレスへの対応方法、性格といった個人要因とともに、職場における周囲の支えがあり、これはストレス要因への抵抗力につながるものです。

②ストレス要因への対策を行う

ストレス要因には、業務に関連したストレス要因と、業務に関連しないストレス要因があります。業務に関連したストレス要因に関しては、マネジャーや人事担当者が、ストレス要因を除去もしくは削減する方法を検討して実施します。

③ストレス反応への対応を行う

ストレス反応がある一定のレベルを超えると、病的な状態になってしまいます。病的な状態になると、医療機関を受診して治療を受け、ときには休養するといった対応を考えなければいけません。こうした場合には、睡眠時間の確保がもっとも重要です。睡眠は、時間だけではありません。良質の睡眠がとれるようにしなくてはなりません。部下が残業過多になっていないか、十分に睡眠をとっているかなど、上司には部下の状態がどうなのかを見てほしいところです。

④ストレス反応に影響を与える要因を考える

同じようなストレス要因が存在しても、ストレス反応は人によって大きく異なります。これは、Ⅱ章の４「ストレス反応には個人差がある」（→六〇ページ）で説明したように、ストレス反応に影響を与える種々の要因が存在するからです。

ストレス反応に影響を与える要因には、年齢、性別、性格、対処の方法、支え（社会的援助）などがありますが、変えられない要因もあります。しかし変えることができなくても、要因の存在に対して自覚を持つことが重要です。

たとえば女性では、ホルモン変動の大きい月経前や更年期にはストレス要因に対して抵抗力が弱くなることがあります。中年期に入る四〇歳前後は、身体的にも精神的にも無理が利かなくなる年代です。こうした移行期には、うまく節目を越えられるように対応を考えることが必要でしょう。部下の管理をするマネジャーは、こうした要因があることに留意して、部下が過度のストレスを受けることを避けられるように配慮することが求められます。

また、性格はストレス反応に大きな影響を与える要因です。何事もまともにとらえてしまう性格や、周囲への配慮に気を使いすぎる性格や、些事にこだわる性格は、精神疲労をきたしやすく、周囲との軋轢《あつれき》を生じることも多くなります。こうした部下の性格の理解は、部下のマネジメントにおいて有用です。

仕事を上手に周囲に振れずに自分で抱え込んでしまう人は、ストレス要因への対処が下手なタイプです。何か問題が発生すると自分が悪いと受け止めるのは、考え方（の癖）の問題です。

社会的支援においては、上司による支えがもっとも重要です。上司はストレス要因になることもあれば、ストレス要因を和らげる要因にもなりえるのです。

4　復職の進め方

(1)　復職はなぜ重要か

最近心の病で欠勤する人が増えています。また、心の病で休む人は休職期間が長期化する傾向にあります。さらに、復職してもしばらくして再び休職する方も少なくありません。休職が長期化し、繰り返すと雇用問題に発展する可能性も出てきます。また、適切な復職時期の見極めや、復職の際にどのような配慮が必要なのかは、高度な専門的知識や経験、さらにはきめ細かい配慮が必要となります。

現在、メンタルヘルス問題に関して企業においてもっとも重要な課題は、復職支援のあり方です。こうした背景より、国から手引きが示されています。

(2)　五つのステップで構成される職場復帰支援プログラム

二〇〇四年に厚生労働省から、「心の健康問題により休業した労働者の職場復帰支援の手引

図表28　職場復帰５つのステップ

第一ステップ：病気休業開始及び休業中のケア

⇩

第二ステップ：主治医による職場復帰可能の判断

⇩

第三ステップ：職場復帰の可否の判断及び職場復帰支援プランの作成

⇩

第四ステップ：最終的な職場復帰の決定

⇩

第五ステップ：職場復帰後のフォローアップ

き」が発表されました。この手引きの趣旨は、次の三点にまとめられます。

①休業の開始から通常業務への復帰までの流れをあらかじめ明確にしておくこと。

②事業者は、産業医等の助言を受けながら、事業場の職場復帰支援プログラムを策定し、それが組織的かつ計画的に行われるよう積極的に取り組むこと。

③労働者のプライバシーに十分配慮しながら、産業保健スタッフ等を中心に、労働者、管理監督者が互いに十分な連携を取るとともに、主治医との連携を図りつつ取り組むということ。

この職場復帰支援プログラムは、図表28のように、五つのステップから構成されています。ステップごとの内容を見ていきましょう。

第一ステップ：病気休業開始及び休業中のケア

病気休業診断書を提出することにより、病気休業が公式に開始されます。そのためには診断書が重要です。手引きでは「診断書には病気休業を必要とする旨の他、職場復帰の準備を計画的に行えるよう、必要な療養期間の見込みについて明記してもらうことが望ましい」となっています。療養期間の見込みは、労働者にとっても、職場にとっても必要です。

休業に入ってからも、職場から問い合わせが入ることがあり、また本人が会社関係のメールをチェックしていることがあります。これではいつまでたっても休みのモードに入れません。いったんは職場との直接的コンタクトを断つようにします。職場としては家族の方とコンタクトをとるのが無難でしょう。

第二ステップ：主治医による職場復帰可能の判断

手引きでは「休業中の労働者から職場復帰の意思が伝えられると、事業者は労働者に対して主治医による職場復帰可能の判断が記された診断書を提出するよう伝える。診断書には就業上の配慮に関する主治医の具体的な意見を含めてもらうことが望ましい」となっています。

就業上の配慮としては、①短縮勤務、②軽作業、③時間外労働の制限、④交代制勤務の扱い、⑤当直、⑥出張、⑦業務内容（定型業務や対人接触の少ない業務など）、⑧配置転換、などが挙げられます。主治医の復職可能の判断は、復職への第一歩になります。

第三ステップ：職場復帰の可否の判断及び職場復帰支援プランの作成

手引きでは「最終的な職場復帰決定の手続きの前に、必要な情報の収集と評価を行った上で職場復帰の可否を適切に判断し、さらに職場復帰を支援するための具体的プランを準備しておくことが必要である」とされています。

職場復帰支援プラン作成には、マネジャーや人事担当者が最初から関与したほうがよいでしょう。結局のところ、職場で面倒をみるわけですから、職場の意見を職場復帰支援プランに十分に反映してもらうことが必要なのです。

第四ステップ：最終的な職場復帰の決定

職場復帰の可否についての判断および職場復帰支援プランの作成を経て、事業者による最終的な職場復帰の決定を行います。このステップは、会社が職場復帰支援プランの確定を含めて復職のゴーサインを出すかどうかの、最終決定をするところです。

手引きでは「職場復帰についての事業場の対応や就業上の措置の内容等については、労働者を通じて主治医に的確に伝わることが望ましい」とされています。

第五ステップ：職場復帰後のフォローアップ

職場復帰後のフォローアップは、もっとも重要なプロセスです。復職後の早期に再発・再燃する方は少なくありません。一年間継続して就業できることを目標値にした復職の成功率は七割程度と言われています。この成功率を上げるためには、フォローアップとケアが重要です。

手引きでは「通院状況や治療の自己中断等のチェック、現在の病状や今後の見通しについての主治医の意見を労働者から聞き、必要に応じて労働者の同意を得た上で主治医との情報交換を行う」としています。適宜職場の専門スタッフと主治医との間でコミュニケーションをとることが望まれるところです。特に、職場としてどのような点に留意すればよいのか、どのように支援すればよいのかなどについて主治医から具体的な指示があれば、職場の関係者にはとても有用です。

⑶　復職をめぐる主治医と産業医の判断が一致しないことも

復職の可否および復職の条件（軽減業務など）に関する主治医の判断と産業医の判断は、必ずしも一致するとは限りません。主治医は一般的な観点から復職可能としているのに対し、産業医は事業所の特性、職種、職位、具体的な業務内容などを勘案して就労の可否を考えるので、就業の可否および就業上の配慮に関しては、より適切な判断ができます。

しかし産業医はメンタルヘルスの専門医ではない場合が多いですから、主治医の判断・意見を追認しがちです。主治医は患者側の立場にあり、一方、産業医は患者と職場の間に立って調整する役割を有しており、その立場が異なります。主治医が時期尚早であると判断していても、患者が強く復職を希望すれば、その希望に沿わざるを得ないこともあります。

⑷　復職が可能かどうか判断する目安

復職が可能かどうかを判断する目安として、次のような点があります。

①病状は十分に回復したか

通常は、症状の消失を復職の目安としています。すべての症状が消失するべきかどうかは、個別の判断によります。

　不眠、食欲不振、頭痛、眩暈《めまい》といった明瞭な症状の場合には、症状の消失が分かりやすい目安ですが、「気力がもうひとつ出ない」とか「集中力が多少乏しい」といった症状は、具体的に課題を設定してやってもらわないと分かりにくい面があります。

　したがって、注意力・集中力回復の指標として、たとえば「毎日、新聞を見出しだけでなく、中身の記事も読んでいるかどうか」あるいは、気力回復の指標として、「退屈に感じるかどうか」などの質問をします。

　また「本来の状態を一〇〇として今どれくらいか」という質問をよくしますが、八〇パーセントを超えることが望ましいでしょう。この場合も、「残りの二〇パーセントは何が不十分なのか」と問うと、たいていは「本当に仕事ができるか不安である」「どんな仕事をするのか不安である」といった復職に関する不安・自信です。これは通常、病的なものではありません。

②病状の回復からの期間は十分か

　病状が回復してから、おおむね三週間から四週間経っての復職が適当です。もうそろそろ働けると本人が思うようになり、職場に戻りたいと感じ始めてから、少し間を置いたほうが復職の成功率が高くなります。早く職場に戻らないといけないと考えて、焦って早めに戻ると、失敗率が高まります。この種の焦りが消えるまで待つようにしたほうがよさそうです。特に再発性のうつ病や、躁状態と抑うつ状態を繰り返す場合には、この期間をやや長く取ります。

③発症要因は対応済みか

発症に関与した要因が明らかに存在する場合は、その要因の解消を考えます。仕事のやり方に問題があれば、その点を検討する必要があります。業務のミスマッチが明らかであれば業務内容の変更を検討し、業務における自己管理がうまくいかない場合には、上司に適宜管理してもらうことも考慮します。職場における人間関係が主要な問題であれば、異動も検討します。発症に関与した可能性のある要因への対応が十分にできてから復職ということもあります。

④身体的活動度・精神的活動度は十分か

自宅療養と就業とでは、要求される身体的活動度（身体をどの程度使うのか）が大きく違います。このため、復職に向けて身体的活動性を高める必要があります。毎日三〇分以上散歩するとか、通勤の練習を兼ねて職場近くまで行ってみるとか、身体的活動をしてもらうのです。

さらに精神的活動も行うように勧めます。たとえば、読書やパソコン操作などです。毎日図書館に通って、新聞や本を読むことを勧めることもあります。

⑤生活リズムは戻ってきているか

少なくとも二週間から三週間は、就業中と同じようなリズムで生活できることが復職の条件になります。生活リズムは、起床時間、日中の身体的・精神的活動の時間帯、食事時間、就寝時間などです。休職期間中には生活リズムが乱れがちです。そのため徐々に元のリズムに戻すように勧めます。

(5)　現場のマネジャーが留意すべき点

現場のマネジャーとしては、特に以下のような点に留意することが必要です。

①すべての業務上の配慮の根拠は医学的判断にある

医学的判断は、事業場に産業医がいれば、主治医の見解を踏まえて産業医が下すことになります。産業医がいなければ、主治医の見解がすべてです。この判断に基づいて就業をさせるかさせないか、また就業制限を加えるかなどを決めることになります。マネジャーの権限で就業制限をするわけにはいきませんし、復職してすぐに時間外労働をさせるわけにはいきません。もし問題が生じた際には、マネジャーの責任が問われることになります。

②産業医・保健師などの看護職、または主治医とコミュニケーションを十分にとる

業務制限の内容や業務上留意すべき点、観察すべき点などについては、産業医・保健師などの看護職、または主治医から指示を得て、十分にコミュニケーションをすることが大切です。ただし、主治医と連携する場合には、相談料などの対価を考えておくべきでしょう。

③労務管理をきちんとする

上司によっては、労務管理が甘くなる場合があります。メンタルヘルス不調の部下に対しては、扱いに自信が持てず不安なために、どうしても労務管理が甘くなる傾向があります。健康管理をもとにした就業制限であればいいのですが、上司の裁量で行うとなると問題が発生する可能性があります。労務管理をきちんと行うことが必要です。

〔V〕

管理者が知っておきたい メンタルトラブル予防法

1　役割が大きいラインによるケア

(1)　職場環境管理と労務管理がラインの役割

Ⅳ章でメンタルヘルスのための四つのケアをご紹介しましたが、この四つのケアの中でもラインによるケアは、事業場におけるメンタルヘルス対策の要となるものです。ラインのマネジャー（管理監督者）が部下の適切な労務管理を行い、必要に応じてメンタルヘルスケアを行うということになります。

つまり、職場環境や職務から健康障害を生じないように、職場環境管理や労務管理を行うことが求められています。この部分は、心の健康障害の予防に関する役割です。

また部下の心の健康にトラブルが発生した場合には、速やかにケアをする必要があります。この場合には、健康管理を担当する部署と適切に連携することが必要です。メンタルヘルスの問題らしい部下がいるけれど、どうしたらいいか分からないという場合がよくあります。現場のマネジャーは健康問題の専門家ではないのですから、専門家から助言や指示を得て、対応する必要があります。

専門家としては、従業員が五〇人以上の事業場には必ず産業医がいます。もし産業医がいなくても、より規模の大きい工場や本社には産業医がいます。小規模の会社で社内に産業医がいない場合には、部下がすでに通院しているのであれば、本人の同意を得て、管理監督者は本人と一緒に主治医のところに行って、アドバイスを得ることもひとつの方法です。通院していない場合は、地域産業保健センターが労働基準監督署単位で設置されていますので、そちらに相談することもできます。

ラインによるケアとして求められる内容は、大きく二つに分かれます。ひとつは、職場環境の把握と調整です。もうひとつは、部下の状態の把握と適切な助言および指導です。Ⅱ章の1「ストレスについて知ろう」で紹介した「ストレスモデル」(→四四ページ)に沿って考えると、図表11のように、「仕事上のストレス要因の除去・軽減」と「支えの強化」になります。前者は、①職場環境の把握と調整に該当し、後者は、②部下の状態の把握と適切な助言・指導に該当します。

⑵　職場環境を把握し、調整する

一口に職場環境と言っても、さまざまな要素があります。職場が狭いとか、エアコンの効き方にムラがあって、効きすぎて体調がおかしくなるといった声は夏場によく聞きます。精密機械製造などで用いられるクリーンルームでの作業は、外界と隔絶されたような状況での仕事であり、ストレスを感じることもよくあります。こうした意味での環境も、メンタルヘルスには重要であり、適切な対応をしていただく必要があります。ここでは、特に気をつけていただきたい点として、人間関係と過重労働の二つを取り上げます。

①人間関係

人間関係については、正直なところ、簡単に処方箋を出せるものではありません。マネジメントをしていく上において、一人ひとりの部下の性格、能力、強み弱みなどを把握して柔軟に対応することは非常に重要です。とても画一的には対応できません。

しかし一方では、公平にしないと不満も出てくるでしょう。個々の部下の特性を考慮に入れながら、なおかつ公平な対応が求められます。そうでないと、人間関係に影響を及ぼしてしまいます。誰しも上司には好かれたいし、評価してほしいものです。

上司としては、部下に対して適正で公平な評価をし、その結果を説明して部下の納得を得て指導を行うことが、結局、職場のよい人間関係の基礎となります。あらゆる点で満点の上司などいるはずがなく、部下からの評価はさまざまでしょう。しかし、やるべきことをキチンとやっていると、必ず「そうは言っても、上司は筋が通っている、ぶれることがない」という声が主流を占めるものです。

職場の人間関係は、上司と部下の人間関係だけでなく、部下の間の人間関係もあります。しかし注意しないといけないのは、部下の間の人間関係の軋轢《あつれき》に見えるものが、その発端が実は上司のマネジメントの仕方にある場合も少なくないということです。また部下同士の人間関係のもつれは、上司が部下と適宜コミュニケーションをとっていれば、火が小さいうちに消すことができるのです。

また、別のセクションの管理者などとの斜めの人間関係は、メンタルトラブルを防ぐ上で重要です。

②過重労働

過重労働は、過重な負荷のある労働です。マネジャー（管理監督者）としては、過重労働をなくすことが求められます。過重労働は単純に時間外労働だけで評価できるものではありませんが、時間外労働がもっとも把握しやすいので、まずは時間外労働を健康障害が生じない程度に減らすということになります。通常は時間外・休日労働についての労使協定である三六協定があるので、その基準以下の時間数ということになります。

最近の過重労働対策では、どんなに長くても一カ月に一〇〇時間を超えるような残業は絶対的によくないとされています。これ以上になると最低限の睡眠の確保が物理的にできなくなるのです。マネジャーとしては、全体の業務量を調整するか、人員配置を工夫するか、人員の補充を検討するといった対策をとります。また時間外労働だけでなく、たとえば、常に納期に追われるような労働は、加重の度合いが高いと考えられます。

(3) 部下の状態を把握し、適切な助言・指導をする

部下の状態を把握するためには、普段の状態を知っておくことが基本になります。その「通常の状態」との比較において、何らかの変化が分かるのであり、その変化の内容に応じて、適切な助言・指導ができるのです。

この変化とは大きく分けて、行動面における変化、身体的な変化、精神的な変化になります。まず、行動面における変化とは、普段に比べて「表情が冴えない」「口数が減った」「落ち着かない」といったことに加えて、「仕事の能率が悪くなっているように見える」「顧客からの

クレームが増えているようだ」「休養室の利用が多い」「よくタバコを吸いにいく」「帰りに飲みに誘っても断る」などがあります。

身体的な変化は、「風邪でよく休む」「よくトイレに駆け込んでいる」「しょっちゅう頭が痛いと言っている」「薬をよく飲んでいる」「食欲がないらしく、お昼をとらない」などです。

精神的な変化は、結局のところ本人が訴えない限りよく分かりませんが、先に述べたような行動面に現れる変化を把握することになります。もちろん、本人から、「最近しんどい」「一杯いっぱいだ」「どうもイライラする」「気力が出ない、やる気がしない」「心配事が多くて」などと言い出すこともあります。

さて、こういう変化に気づいたら、その原因を探ることが必要になります。しかし、ちょっと待ってください。原因を探る前に、「上司として心配をしている」「必要なことがあれば対応する」ことを、きちんと部下に伝えてください。「上司として聞いている」という部分が強すぎると、「上司の仕事として、職責としてやっていることなんだ、一人の人間として心配してくれているわけではないんだ」などと受け取られてしまうこともあります。もっとも大切なことは、次の節で解説する「傾聴法」の基本となる「耳を傾けている」「素直に人間として心配しているのだ」という気持ちが相手に伝わることです。

その上で、調子を崩している原因を多少なりとも明らかにします。業務に関連したことであれば上司として適切な対処を行う必要があるのは当然でしょう。個人的なことの場合の対応は、本来は上司の役割を超えているわけですが、最近の若い方たちは相談相手がいないことも多く、相談にのってあげると救われる方も多いと思います。

調子を崩している原因として、業務に関することで「仕事が多すぎるのか」「仕事が難しすぎるのか」「難しい顧客がいるのか」「社内の調整で悩んでいるのか」、それとも個人的なことで悩んでいるのかを聞きます。助言・指導は、実は難しいものです。こちらが伝えようと思っていることが伝わりにくいという事態は往々にしてあります。何度もやりとりをして、部下がきちんと理解できているかどうか確認しましょう。そして、その後の行動を見ていて、助言・指導が活かされているかどうか、経過を追っていくことも必要です。

2　傾聴法で聞き上手になる

マネジャーの方の適切なアクションに必要不可欠なのは、適切なコミュニケーションです。適切にコミュニケーションできないと、誤解を招いて距離ができ、ときに非常に険悪な関係になります。険悪な関係は互いのストレスになりますから、問題が整理されるどころか、メンタルの不調を悪化させることにもなります。適切なコミュニケーションの仕方の基本は、傾聴です。

傾聴でもっとも重要なことは、部下の方に対して、どのような思いを持って向き合うか、ということです。もしも、「やっかいな問題を持ち込んで」とか、「対応に時間を割くのは、自分の仕事でない」とか「メンタルの問題はアイツが弱いから起こる」と思っていたとしたら、それは言動に現れ、働きかけはうまくいかないでしょう。メンタル不調は、他の身体疾患がそうであるように、ならないと言い切れる人は一人もいません。また、本人や家族の苦しみは多大であることを肝に命じておく必要があります。その上で、マネジャーとして対応すべきアクションを進めていくために、適切な傾聴の仕方をご紹介しましょう。

(1)　相手の話を理解しようとして「聴く」ことが大切

相手が顧客であろうとマネジャーであろうと、あるいは友人や夫婦の間であろうと、人と人とのコミュニケーションの基本は「相手の言葉に耳を傾けること」です。「会話をする」というと、どうしても「話すこと」に気をとられがちですが、実は「話す」よりもむしろ「聴く」

ほうが重要です。相手に関する情報を得るわけですから、話し手以上に、聴き手は会話をリードし方向付けるチカラを持つといえます。

では、「聴く」ためにはどうすればいいのでしょうか。「聴く」と「聞く」はどちらも「キク」という音感は同じですが、大きく「きき方の姿勢」が異なっているといえます。

「聞く」は耳に自然に入ってくるものを漫然と聞くことを指し、「聴く」は相手の話すことを理解しようとして聴く、目的をもって聴く、五感を研ぎ澄まして集中して聴く、という意味があります。「聴」は「十四の心」という字から成り立っていますから、「聴く」は「聞く」よりも、心を込めて相手の気持ちに沿って、耳を傾けるという姿勢を意味すると考えられます。

上司が部下の話を「聴く」必要があるのは、特に相手の心情に沿って相手を理解する必要があるときです。たとえば、部下が仕事でミスをしたとしましょう。事実関係については「聞いて」適切な対応を指示する必要があります。しかし、そのことで部下が大変落ち込んでいるようなら、場所を変えて部下の気持ちや思いを「聴く」必要があるかもしれません。前者の「聞く」ときは、部下の心情よりも、事態を回復するための情報収集に重きが置かれます。後者の「聴く」ときには、部下のこれまでの苦労や悔しさなどの気持ちを理解しようとする態度で耳を傾けます。

このように「聴く」ときは、事実関係の確認や情報収集、指示や命令が目的ではなく、あくまでも話す相手の心情のストーリーに丁寧に耳を傾けることそのものが目的となります。ですから話し手を評価したり判断を加えたりすることはせず、その心情に対して共感し受け止める姿勢が重要となります。

このときに注意したいのが「部下の失敗した心情に共感すること」イコール「部下のミスを肯定する」という誤解をしてしまうことです。「聴く」とは、あくまでもミスをしたことによる部下の「心情を理解する」ことです。メンタル不調に陥っている部下やメンタル不調が疑われる部下に対応するときも同じです。メンタル不調であること、あるいはそれが疑われることに関する事実関係の追求をするのではなく、本人がどのように、自分の身に起こっていることをとらえ、感じ、考えているのかを、相手の気持ちに沿うように耳を傾けることが必要です。

さて、事例を示しながら、適切な「聴き方」を具体的に解説しましょう。

(2) 事例で見る適切な聴き方／不適切な聴き方

最近元気がなく、休みがちな部下の話を聴く場面です。

〈事例1〉 仕事の悩みだけを取り上げる

上司B　最近、元気ないじゃないか、昨日もおとといも体調が悪いといってお休みしただろう。どうしたんだ？　悪いのか？

部下A　はい……。ちょっと……。最近カスタマーのC社の担当者とうまくいかなくて……。私の前任者を引き合いに出されて……。いろんなことがうまくいかないんです。

上司B　そうかそうか。それで悩んでいたんだな。C社を攻めるにはだな。まず…（とC社攻略の話に終始）

会社の上司に悩みはと聞かれたとき、多くの人は仕事上の悩みやつまずきについて話し始めます。しかしメンタル不調はさまざまな場面に影響を及ぼします。Aさんもいろいろなことがうまくいかないと言いかけていますね。家庭の問題もあるとか、本当は眠れないとか、死にたいという気持ちを持っているときさえあります。仕事上の悩みであれば、上司としてもアドバイスの余地は大いにあるので、ついそちらの話だけに焦点を合わせてしまいがちですが、早合点せずに部下がどんな状態なのかじっくり最後まで話を聴くようにしましょう。

〈事例2〉「頑張れ」と励ます

部下A　この部署に配属になって二カ月経ちますが、なかなか仕事も軌道に乗らない感じだし、いつも仕事のことで頭が一杯で……。そのくせやる気が出ないんです。毎日ひどい頭痛にも悩まされているんです。

上司B　まだ二カ月だろう。結果はまだ出なくて当然だよ。もっと頑張れよ。

一見、上手に励ましているようですね。しかし、いつも仕事に頭が占拠され、毎日のように頭痛に悩まされているという身体症状も出ているような状態では、頑張るだけでは解決されない可能性が高いと思われます。やる気が出ないと言われると、上司としてはハッパをかけたくなりますが、意欲の低下は典型的なうつ病の症状です。もうすでに精一杯頑張っていて、かなり限界の状態であることも想像されます。これ以上もっと頑張れと言われると、追い詰めることにもなりかねません。

〈事例3〉「お前だけではない」と励ます

部下A　納期がきつくて。かなり精神的に追い詰められているんです。

上司B　なに言ってるんだ、営業が死に物狂いでとってきた仕事だぞ。みんな、お前以上に残業しているんだ。忙しいのはお前だけじゃないぞ。

「お前だけではない」というのは説得力がありそうですが、実は部下を失望させるNGワードです。メンタル不調に陥っている場合は、通常よりずっとエネルギーが落ちていますから、頑張ろうとしても頑張れないのです。周りも頑張っているのに自分だけ弱音を吐けないと重々分かってもいます。分かっているけど頑張れないくらいメンタル不調が悪化している可能性があります。よく話も聴かずに安易にはね除けるのは非常に危険です。

〈事例4〉何かよいアドバイスをしようと焦ってしまう

部下A　最近なんか以前の感じと違って頑張りが利かないんです。朝も体がだるくて……。起きるのもとてもしんどいんです。
上司B　そう追い詰めなくてもいいのじゃないか？　朝がつらいのは皆そうだよ。焦らなくてもいいぞ。

よいアドバイスをしようとすればするほど、結局は自分のほうが多く話してしまいます。相手には何も発言させていないことになりがちです。
また、相手の言葉を受けてすぐにアドバイスすると、本当の問題が他にあっても、そこまでたどり着かないうちに、話の内容が限定されてしまいます。あるいは、簡単にアドバイスされるほど悩みは単純ではない、という反発も招きかねません。何より安易なアドバイスは役に立たず、部下からの信頼も得られません。まずは、部下の言葉をもっとたくさん、丁寧に聴いて見ましょう。

〈事例5〉「オレも若い頃は……」と励ます
部下A　この部署に転属されて半年経つのですが、周りに遅れを取っている気がして……。しかも会社にいる時間が長くて、帰宅は毎日深夜なので疲れが取れなくて……。

上司B　まあ、最初のうちはそんなもんだ。オレも若い頃はな、残業どころか泊まり込みだよ。……

自分の経験談や武勇伝、失敗談を話して励ますつもりでしょうが、いま部下が直面している困難やつらさと比較してもあまり意味はありません。おそらく部下の胸に届くものはほとんどないでしょう。何より、自分が主役に取って代わってしまえば、部下の情報は何も得られません。面談を一時間したとしても、相手のことは何も分からずに終わってしまいます。

〈事例6〉「体でも動かしたり、旅行でもして気晴らししたら」と勧める

部下A　最近、何もかも煮詰まっていて……。メンタルクリニックでも軽いうつ状態だと言われているんですが。

上司B　まあ、そう思い込むなよ。体でも動かすとクヨクヨも吹き飛んで、すっきりするぞ。ああそうだ、旅行はどうだ。この間行った九州の温泉よかったぞ。温泉でも

入ってゆっくりしろよ。

スポーツや旅行を勧めるのは、煮詰まっている人や、思い詰めている人にはよくしてしまうアドバイスです。しかし、メンタル不調に陥っている人は、エネルギーが枯渇した状態ですので、運動をしたり環境を変えて旅行を楽しむところまで回るほどエネルギーはないのです。無理をして運動や旅行などをすると、ますます状態が悪化する可能性もあります。運動や旅行がリフレッシュになるのは、ある程度元気なときなのです。部下は「そんなことでよくなるくらいなら相談しないよ」と失望するかもしれません。

〈事例7〉「酒でも飲もうか」と誘う

部下A　なんだか落ち込んでしまって……。病院の先生にもいったん休職したらいいのではと勧められたんです。

上司B　そうか、まあ休むのもいいが、そんなに暗くならずに一緒に飲もうや。悩みを聞くよ。

気さくな感じなのはいいのですが、飲んで憂《う》さを晴らすとか、飲んで語ろうというような状況ではありません。メンタル不調に陥っている場合は、飲酒が症状をさらに悪化させることもありますし、服薬している場合は薬効を左右することがあるので特に注意が必要です。飲酒という媒体を使わず、きちんと話を聴く場面を作ってあげてください。

ワード一つひとつも大事ですが、いずれの例も、相手の状況や本心、気持ちを十分に受け止められるほど十分に「聴けていない」のが問題です。十分に聴けているのなら、安易な励ましや、アドバイスや茶化しが不適切なのは理解できるはずだからです。

では次に、上手に聴くコツをいくつか挙げてみましょう。メンタル不調の部下、またはメンタル不調が疑われる部下に、一対一の面談をする場面を想定してお読みください。

(3) 上手に部下の話を聴くコツ

〈コツ1〉「今までよく頑張ってきたと思うし、○○に関してとても信頼しているよ」とポジティブな要素を示す今までの部下のパフォーマンスで認められる部分、努力した部分など、ポジティブな要素について、上司がよく分かっていることを示します。

メンタル不調に陥り、今後の評価も気にしていますし、自分の存在そのものについてさえも不安な気持ちになっていますから、上司が、これまでを認め、存在を肯定してくれているというのは何よりも心強いものですし、上司に信頼を寄せることにもなるでしょう。

〈コツ2〉「疲れ」「ストレス」といった言葉を選ぶ

メンタル不調に陥っている人は、周りにどう思われるのかとても心配しています。心の病に関してはまだまだ偏見が強いからです。ですから、安易に「メンタルなんじゃないか」「精神科に行ったら」「うつ病なんじゃないか」というような言葉は、部下を傷つけたり、抵抗感をあおったりする可能性があります。「ストレス」とか「疲れ」という言葉は比較的受け止めやすいので、こうした言葉を選ぶようにしましょう。

〈コツ3〉「心配している」と伝える

面談時には、どうしても事実関係の聴取のように聴いてしまいがちです。上司のほうから正直な心情を伝えるということは、いつもの客観的で論理的な仕事モードではなく、安心して気持ちを話してよいというメッセージになります。ですから「あなたが心配なんだよ」という言葉は、もっとも大事な言葉と言えます。

〈コツ4〉「評価面談ではないよ」と伝える

この面談は、評価面談ではありません。あくまでも部下の心身の健康への配慮ということでの面談ですから、評価対象にはならないということを明示することが大事です。できる限り、相手が本音や本心を言えるように配慮することになります。

〈コツ5〉「今日は話をちゃんと聴こうと思って、小一時間ほど時間をとっているよ」

面談の初めにさりげなく、使ってよい時間を伝えてあげてください。忙しい上司が自分のために時間を割いたとはいっても、五分程度なのか一〇分なのか、もっとまとまった時間が許されるのか分からなければ、手短に「大丈夫です、何事もありません」と言ってしまうでしょう。小一時間あれば「ある程度腰を据えて自分について話してもいいのだな」という気持ちになります。

〈コツ6〉「話してくれてありがとう」

上司に対して自分のネガティブな気持ちや弱音を言ってしまった後で、「話してよかったのだろうか」「話しすぎてしまったのでは」と不安になることがあります。ですから、話したことは良かったのだよ、大丈夫だよ、というメッセージをさりげなく伝えておくと、相手は安心し、また信頼感を増します。治療の進捗や病状の変化などについても、自分から話してくれるようになるでしょう。

〈コツ7〉「とても大事なことだから、産業医にも伝えておこう」

上司が傾聴することでもとても大きな意味がありますが、病状に関しては社内の産業医や保健師などと情報を共有して、業務上の具体的な配慮を考える必要もあります。部下からメンタル不調の事実や、通院していることを聞いたら、見守りとして産業医等にコンタクトすることを勧めてください。業務の負荷と病状の相談に乗ってくれるとか、産業医は守秘義務があるから、安心して相談できるとか、本人のメリットになる言い方をするとよいでしょう。

実際、マネジャーだけで問題を抱え込むのは避けるべきです。できるだけ社内のしかるべき健康管理部門と情報を共有していくことが必要です。

このように「聴く」ことで、どんな結果が得られるでしょうか。聴き手が相手を理解しようとする態度で耳を傾ければ、話し手は事実を隠したり、本心を抑えたりせずに素直に話をすることができます。言い難いことを話したときに「素直に話して受け入れてもらえた」という感覚は、安心感と同時に聴き手への信頼感も生むことになります。信頼関係が構築されると、事実を把握できるだけでなく、本人が真の問題に気づき、自身の力で乗り越えていく力を強めることにもなるのです。

3　早期発見のためのポイント

ここでは、マネジャー（管理監督者）が部下のメンタルトラブルを早期発見するためのポイントを説明します。心得のようなことです。

心の病の早期発見のポイントは、「変化」を把握することです。変化を把握するためには、普段から部下の様子をキチンと見ていなければなりません。その変化は数日前からかもしれないし、数週間前からかもしれません。数カ月、あるいは一年以上前からということもあります。もしずっと以前からの状態であれば、それは心の病ではなく、そういう人（性格・資質な

図表29　早期発見のポイント①――勤怠状況

1．無断欠勤をする
2．病気休暇が多い
3．月曜日（休日明け）または金曜日に欠勤が多い
4．遅刻が多い（特に月曜日の朝、あるいは昼食休みからの帰社が遅い、早退が多い
5．「風邪を引いた」「お腹の調子が悪い」などを理由とする欠勤が多い

ど）である可能性が高いということになります。

著者のようなメンタルヘルスの専門職は、「以前と比べてどうですか？」というような変化を確認する質問を多くします。初めてお会いすることが多いにも関わらず、初回での判断を求められるからです。

⑴　勤怠状況でのポイント

早期発見をするうえで、もっとも大切であり確実な指標は、勤怠状況です。受診を勧奨する際にも、説得材料として、証拠として用いられます（図表29）。

①無断欠勤をする

無断欠勤で知っておいていただきたいのは、無断欠勤は就業規則上も解雇事由に入る、あってはならないことだと本人も重々分かっているにもかかわらず、病状のために、

ついつい連絡ができなくなってしまうということです。そのことを責めると本人を追い込んでしまい、一層病気が重くなる場合があります。

②病気休暇が多い

病名を問わず病気休暇が多いということは、背景にメンタルヘルス上の問題のあることを示唆します。メンタルヘルスの状態がよくないために免疫力が落ちていて、病気にかかりやすくなっている可能性が考えられるからです。

③月曜日（休日明け）または金曜日に欠勤が多い

休日明けに突発休が続くようであれば、メンタルヘルスの問題が示唆されます。平日は何とか自分に鞭打って、頑張って出社していたのが、休日になりホッとして、ドッと疲れが出てしまいます。そして、再び頑張ろうという気力が出てこなくなるのです。バッテリー切れに近い状態で、無理にバッテリーを使ってもすぐに切れてしまいます。

④遅刻が多い（特に月曜日の朝）、昼食休みからの帰社が遅い、早退が多い

③と同じようなことですが、欠勤に至る前段階のような状態です。この状態でマネジャーに対応していただけると、欠勤しないでもすむかもしれません。

⑤「風邪を引いた」「お腹の調子が悪い」などを理由とする欠勤が多い

メンタルヘルス上の問題の始まりには、こうした状態が非常に多いのです。昨日も、今日も、そして明日も風邪ということで休むと、周囲は「仮病ではないの」「メンタルではないの」という話になることがあります。またメンタルヘルスの問題で、お腹の調子が悪い、下痢でトイレ通い、気持ちが悪い、吐き気がする、などで休むことも多いのです。

もちろん、実際に風邪を引いたり、胃腸炎にかかったりしていることもありますが、風邪の診断や胃腸炎の診断は、あくまで患者さんの申告に基づくものです。検査をして判断することもありますが、その検査は、より重症な肺炎ではないか、潰瘍性大腸炎といった病気ではないかといった、より重い病気を否定するために実施するものです。つまり風邪とか胃腸炎を積極的に診断するものではありません。多くの場合は患者さんの症状の申告によって診断をしているのです。

ところが、ここで重大な問題があります。風邪や胃腸炎に類似した症状が、心の病でも見られるのです。たとえば、頭が痛い、頭が重い、微熱、身体がだるいといった風邪のような症状は、心の病ではごく普通に見られるものです。また、吐き気、気持ちの悪さなどを胃が悪いと思われる方が多いですが、心の病の初期症状として非常に多いものです。お腹をこわすなども、同様に多い症状です。こういう状態が繰り返すようであれば、メンタルヘルスは要注意と言えます。

(2) 事故の背景にもメンタル問題がある

事故は多様な要因により生じるものです。もちろん、たまたま運の悪いことが重なっただけということがあるかもしれませんが、偶然の産物に見えるものも、よく観察して考えてみると、実はそれらの背景に個人なり、組織なりの重大な問題が隠されていることも少なくありません。事故は、注意力や集中力、持続力が低下する心の病の危険信号なのです。事故は本人のみならず、他人にも重大な被害をもたらす危険があります。よって、その背後にあるメンタル問題を早期発見するようにしましょう（図表30）。

(3) 仕事の能率の低下

図表30　早期発見のポイント②――事故、集中力や仕事の能率の低下

〈事故〉	▷業務上・外の事故
〈集中力低下〉	▷仕事をするのに今まで以上に努力を要する ▷仕事をするのに時間がかかる
〈仕事の能率の低下〉	▷期限までに仕事を完成できない ▷不注意や判断力低下からミスをする ▷材料を無駄遣いする ▷間違った決断をする ▷顧客からの苦情が多い

仕事の能率の低下は、具体的には図表30に示したような状態として現れます。これらの背景には、メンタル不調・心の病が隠されている可能性のあることに留意しましょう。

・仕事をするのに今まで以上に努力を要する
・仕事をするのに時間がかかる
・期限までに仕事を完成できない
・不注意や判断力低下からミスをする
・間違った決断をする
・顧客からの苦情が多い

⑷　メンタルトラブルのときに見られる症状

メンタルトラブルが起こったときに見られる症状を紹介していきます（図表31）。もちろん、読者の皆さんはメンタルヘルスの専門家ではありませんので、症状を把握した

図表31　早期発見のポイント③――症状

▷元気がない、口数が少なくなった、「自信がない」「迷惑をかけている」という言動
▷多弁、落ち着かない、攻撃的になる
▷疑い深い、被害妄想的、孤立している
▷不安な表情、離席が多い
▷居眠り、ボーッとしている
▷酒臭い
▷話のまとまりが悪い、支離滅裂になる

り、診断をするということを、専門家のようにする必要はありませんし、するべきでもありません。餅屋は餅屋に任せればよいのです。

しかしながら、症状かもしれないと「気づく」ことは大切です。どのような病気であっても、最初は自分で気がつくか、周囲の人が気づくかです。その後に、ときには「ためらいの時期」があって、初めて医療機関を受診します。受診する場合でも、心の病は、身体症状として始まることが多いため、最初からメンタルヘルスの専門家を受診するのではなく内科などを迂回してからたどり着くのです。なるべく早く適切な医療機関に行けば、余計なお金と時間を使わなくてすむわけですから、症状の見方についてはぜひ知っておいてください。

症状を見る上で重要なのは、繰り返しになりますが、「以前と比べて変わった」という点です。もともと物静かな人が最近にわかにお喋りになったとすれば、何か良いことがあったかもしれませんが、躁《そう》的状態になっている可能性も考えられます。逆に、普段お喋りな人が、最近妙に静かになっているとすれば、抑うつ状態になっている可能性が否定できません。

たとえ嫌なことが重なっていて、気持ちが落ち込むのは当然であると考えられるかもしれません。しかし落ち込みがひどくなり、「病気になっている」かもしれないのです。この辺りが実はメンタルヘルスの難しいところです。

①元気がない、口数が少なくなった、「自信がない」「迷惑をかけている」という言動

これらは、「抑うつ状態」で見られやすい言動です。気持ちが沈んで気力が落ちますので、周囲からも、元気がなく口数が少ないように見えます。Ⅲ章の1「うつ病」の箇所でも触れたように、思考が否定的になってしまい、「自信がなくなり」「迷惑をかけている」と思い込んでしまいます。

②多弁、落ち着かない、攻撃的になる

これらは、躁《そう》的状態で多く見られる症状です。お喋りになり、普段冗談を言わないような人がジョークを言うので周囲がびっくりしてしまいます。「酒でも入ってるんじゃないの」と言われてしまいそうですが、実際、飲酒したときの状態に似ています。飲酒すると、アルコールの効果により、脳の抑制系のシステムが利かないようになり、その結果、脱抑制（抑制されない状態）になります。心の病でも、同じことが生じているわけです。

多弁、多動はまだいいのですが、攻撃的になると周囲が辟易《へきえき》してしまいます。この状態のために、長年培った人間関係にヒビの入ることもあります。

③疑い深い、被害妄想的、孤立している

性格的に猜疑《さいぎ》心の強い方がいます。何に対しても慎重で、ときには疑い深くなる人です。ところが、あるときから疑い深い人間になってしまって、孤立してしまうようになったとすれば、これは性格ではなくて、病気である可能性が出てきます。こういう場合には、本人には病識（自分が病気であるという意識）が持ちにくいこともあります。

④不安な表情、離席が多い

メンタルヘルスが不調になってくると、おおむね不安げな表情が多くなり、またオフィスで席についていることを苦痛に感じて、トイレに行ったり、お茶を飲みにいったり、タバコを吸いにいったりして、落ち着かなくなります。

⑤居眠り、ボーッとしている

居眠りが多くなったり、周囲が話しかけても気がつかず、ボーッとしていることが多くなります。よく眠れないために日中眠気を催すことも原因です。また睡眠薬を飲んでいて、薬が残って眠いということもあります。

⑥酒臭い

朝、酒臭いとなれば、前夜のお酒が残っている場合が多いでしょう。なかには朝から飲んでいる人もいますが、こうなればアルコール依存症の状態になっている可能性が高くなります。前夜に深酒をする場合に注意を要するのは、うつ病が背景にあるケースです。うつ病になると眠れなくなるためと、憂うつな気持ちを晴らしたいがために、飲酒量の増える方が少なくありません。

飲酒をするとよく眠れるように思われていますが、実は睡眠は浅く、良質の睡眠はとれないとされています。また、アルコールは抑うつ状態を余計に悪化させます。薬も効きにくくなったり、通常と異なる効き方をしたりします。

⑦話のまとまりが悪い、支離滅裂になる

話をしていても、話のまとまりが悪く、結局何が言いたいのか分からなくなります。この状態がひどくなれば支離滅裂の状態になります。この状態は、脳の機能が障害されるために起きます。脳炎など脳の病気の場合もありますが、心の病でもこのような状態になることがあります。脳炎にせよ他の病気にせよ、治療が必要な状態です。

4　管理者自身のためのアドバイス

(1)　人のケアをすると同時に自分へのケアを

何事も人の世話をする場合には、世話をする側にある程度の余裕がないと、質の高いケアはできません。企業で調査をすると、マネジメントをしている人のほうが、一般社員よりストレスが高いことが示されます。自己管理ができ、ストレスに対してタフな人がマネジャーになっているとも考えられますが、昨今ではマネジャークラスで調子を崩す人が増えているため、マネジメントの負担が限界を超えているのかもしれません。

また、管理職であっても、マネジメント業務だけをやっている人はあまりいません。マネジメントレベルであっても、プレイングマネジャーと呼ばれるように、自分の仕事を持っています。つまりマネジメント業務と自分の仕事の二重の役割を担っているわけです。したがって、ストレス要因も倍化します。

ラインマネジャーはこのように非常に負荷の大きい状況に置かれています。そのため、心身の不調を訴える方が増えています。実際、医療機関を受診するマネジャーが増えていますし、疾病休業する方も増えています。ラインによるケアについては、セルフケアの観点がぜひ必要です。

こうしたラインマネジャーのケアを誰が行うのかが、重要な問題です。組織図から考えると上位のマネジャーがケアをするのは当然ですが、現場ではそういう意識は希薄です。上位マネジャーもしくは人事労務担当者が、こうしたラインマネジャーのケアを担当すべきであり、この点について会社内できちんとコンセンサスを得るべきでしょう。ラインが機能するには、ラインマネジャーが元気でいることが何より大切です。要の位置にいる方に対するケアをきちんと考えるべきでしょう。

⑵ マネジメントにおける「管理」と「ケア」

管理という言葉は、「生産管理」「品質管理」「業務管理」などと使われますが、管理という機能には、「コントロールする」「制御する」「統制する」という意味合いが含まれています。いわば父親的役割です。「よく頑張っている」と褒めることもあるでしょうが、「もっとしっかり気を入れて仕事をしろ」と叱責することもあります。一方、ケアという言葉は、「気配り」「配慮」「世話すること」という意味があります。言わば母親的役割です。

この両方の役割を果たすということは、難しいと感じる方もいるでしょう。言葉を換えれば、アメとムチということになるかもしれません。褒めることも必要ですし、叱責することも必要です。

おわりに

本書の最後に、あなたがメンタルヘルスを保つための、著者なりのコツをお伝えします。あるテレビ番組に出演した際に考えたものです。「マイ」がつく三つの標語を考えました。

①マイペース

「人は人」「自分は自分」。マイペースでやりましょう。人との比較はやめましょう。あくまで自分のペースを守りましょう。もちろん、ある程度は結果を出さないといけません。自己中とは違います。人に気遣いはしてください。

②マイタイム

自分のための時間を持ちましょう。毎日、毎週、毎月、毎年の終わりに、自分のための時間を持って、振り返りをします。物事の渦中にいて実態が見えにくくなっていたのが、客観的に見られるようになるかもしれません。

③マイスペース

自分の居場所の確保です。ホッとできる空間を持つことです。自室であればベストかもしれませんが、お気に入りの喫茶店でもいいでしょう。

こうしたことによって、普段の自分を取り戻し、普段着で暮らすことができるでしょう。無理をせず、無理を溜めないことです。

最後までお読みいただき、ありがとうございました。少しコツがつかめましたでしょうか。メンタルヘルスは不思議な世界です。ほんのちょっとした「気づき」が大きな変化に結びつくのです。自分や周りの変化に気づく心構えが大切なのです。

巻末資料

社員がメンタルトラブルに見舞われたときに、メンタルヘルスケアについての相談に乗ってくれる、社内の産業保健スタッフ以外の機関を紹介します。公的な機関は所在地・連絡先・業務内容などをウェブサイトで公開していますので、詳しくはそちらもご参照ください。

まずは公的な機関です。相談はもちろん無料（一部除く）です。ただし、一部を除いて治療はしてもらえません。また、継続して相談に乗ってもらうのが難しいこともあります。

①労災病院　勤労者メンタルヘルスセンター

労災病院　勤労者メンタルヘルスセンターが全国一四箇所の労災病院に設置されています。専門医やカウンセラーが対応してくれます。病院に付属していますので、病院では治療を受けられます。

②産業保健推進センター

産業保健推進センターが全都道府県に設置されています。主として常用労働者数五〇人以上の事業場におけるメンタルヘルスケアを支援することが目的です。産業保健に関するあらゆる分野の専門家を配置している場合が多く、総合的な支援が期待できます。治療は受けられません。

③精神保健福祉センター

全国都道府県および一部の政令指定都市に設置されています。もともとの目的は地域におけるメンタルヘルスを支援することですが、最近ではセンターによっては職場も支援するようになってきています。一部のセンターでは治療も受けられます。

④地域産業保健センター

全国の各労働基準監督署管内に、主として常用労働者数五〇人未満の事業場へのメンタルヘルス支援を目的として設置されています。医師会に設置されています。このセンターでは治療は受けられません。

次に民間の機関を紹介します。

①医療機関

医療機関としては、精神科の専門病院、総合病院の精神科・神経科・心療内科等の専門科やそれらを標榜している診療所（クリニック）があります。一般の方から見ると、どのような違いがあるのか、どのような場合に受診するのがよいのか分かりにくい面もあるかと思います。神経内科、心療内科、精神科、神経科の違いについて説明しましょう。

まず神経内科です。神経内科とは、循環器や消化器と同じように内科の一分野で、脳卒中などの脳の病気を扱っています。メンタルヘルスは専門ではありません。

心療内科は、もともとは心身医学（病気を心と身体の両面から見ようという考え）を探求するために誕生した専門科です。出身母体は内科です。当初は、胃潰瘍や気管支喘息などの心身症を専門としていましたが、現在では重症な心の病を除いて、うつ病など広く心の病一般を扱うようになっています。

心療内科の専門学会として、「心療内科」という診療科名の外部標榜が認められた日本心療内科学会（一九九六年設立）があります。この学会の登録医の人数は二〇〇七年六月十九日現在で四三三名です。したがって、心療内科を専門とされている先生方はなお少数です。

精神科と神経科は、実際のところ差がありません。ただ一般の方は精神科という名称には抵抗がありますので、神経科という名前を出している医療機関が多くなっています。精神科の専門学会として日本精神神経学会があります。二〇〇七年六月末現在の会員数は、一万三〇六七名です。

一般的に、心療内科という看板は、患者さんやご家族が利用する上で、敷居が低い印象があるので、精神科医であっても心療内科を掲げている病院が多くなっています。現状としては、医師であれば、どういう専門科を標榜してもいいことになっています。最近では、精神科や心療内科が専門外の医師も心療内科を掲げるところが増えてきています。精神科医の場合には、おおむね神経科あるいは精神科と心療内科の両方を掲げています。したがって、心の病かもしれないと思ったら、精神科・神経科・心療内科のいずれかを標榜している医療機関を探してください。

最近は、うつ病で医療機関を受診する方が増えています。そのため、どこの医療機関も混雑しています。新しい患者さんが受けられなくなり、都市部では一カ月待ちが普通という状況になっています。また運よく受診できたとしても、五分、一〇分といった短時間での診療が当たり前になってきています。うつ病の背景にあるさまざまな問題について話をした上でアドバイスを受ける時間が得にくくなってきています。そのため、患者さん自身が、賢い消費者として、質の高い医療サービスを受けられるように十分な情報を得て、適切に医療機関を選んで治療を受けることが必要になってきています。

どんな病気であっても、早く受診するほうがいいに決まっています。しかし、時代が複雑になってきたことを反映しているのか、最近は病態が複雑になってきていると言われています。いくつかの心の病が複合している場合や、ある心の病から他の心の病に変わっていくこともあります。軽いと思っていたら思いがけず重症であることも少なくなく、臨床医から見ると、病気の重い軽いの判断が難しくなってきています。なかなか一筋縄でいかなくなってきているのです。

②無料の相談機関

無料の相談機関として、「いのちの電話」をご存じの方は多いと思います。日本いのちの電話連盟の傘下に都道府県ごとのセンターがあります。二四時間・匿名での相談を受け付ける電話相談、メール相談、ＦＡＸ相談（一部）、医療相談（一部）を行っています。運営費は、後援会費や募金で賄われています。

③有料の相談機関

主にカウンセラーが運営しています。個人を対象としたカウンセリングを行っている機関です。上司や人事の方の相談には対応していません。医療保険の対象ではないので、保険証を持っていっても使えません。

現在のところカウンセラーは国家資格ではないため、誰でもカウンセラーと自称できるわけで、カウンセラーによってカウンセリングの質には大きな差のあるのが実情です。カウンセリングを受けてよくならない場合に、薬を使って短期間で改善することもあります。まずは医療機関を利用いただくほうがよいでしょう。カウンセリングを受けたいということであれば、医療機関から紹介を受けるのが最適です。そのほうがカウンセリングの質がある程度は保証されますし、また専門医との連携も期待できます。

④EAP機関

以上の①~③の民間機関は、医療やカウンセリングをしていますが、特に勤労者を対象としたものではなく、また上司や人事担当者の相談に乗ってくれるものではありません。組織や企業を対象とした専門機関としては、ＥＡＰ機関があります。

筆者は、日本においてモデルとなるようなＥＡＰサービスを目指して産業精神保健研究所を立ち上げ、同時に仲間たちと日本ＥＡＰ協会を設立し、日本における質の高いＥＡＰサービスの普及啓発を図ってきました。

このＥＡＰとは、Employee Assistance Program の略であり、「従業員支援プログラム」とも言います。この支援の内容は、メンタルヘルスに関することが主になっています。ＥＡＰの特徴は、①組織との契約であり、組織が費用を負担し利用者は無料であること、②外部に相談窓口があり秘匿性が保持されること、③従業員だけでなく、家族や上司・人事担当者も相談できること、④メンタルヘルスに関する専門的サービスを提供すること、などです。

このＥＡＰも、カウンセラーと同じで誰でもＥＡＰという言葉を使えます。そのため、ＥＡＰ機関によって、そのサービス内容とその質に大きな差があります。医療機関が基盤となっているか、医療機関との密な連携があるか、相談担当者の資格はどうか、職場との連携を適切にとっているかなどをポイントに、選別をしてください。どの世界でもそうですが、一般的には安かろう悪かろうですし、また高いからと言って質が高いとは限りません。よく吟味ください。

島　悟（しま・さとる）

1951年　京都生まれ。
1975年　慶應義塾大学医学部卒業。医学博士。
日本鋼管病院神経科医長・精神衛生室長などを経て現職。
専門は勤労者のメンタルヘルス。クリニックではEAP事業を展開し、産業保健スタッフ・管理者向けの研修などを幅広く行う。厚生労働省の「働く女性の身体と心を考える委員会」「過重労働・メンタルヘルス対策等実施支援委員会」「職場におけるメンタルヘルス対策のあり方検討委員会」「メンタルヘルス教育等カリキュラム作成委員会」等の委員や、地方公務員安全衛生推進協会「メンタルヘルス二次予防対策研究会」委員を務めた。

現　在　精神科医。産業精神保健研究所所長・神田東クリニック院長。
京都文教大学 人間学部臨床心理学科 教授。
世界精神医学会 産業精神医学部門長。日本EAP協会会長。

著　書　『ストレスマネジメント入門』（共著、日経文庫、2007年）、『事例に学ぶ心のトラブル解決法』（中災防新書、2005年）、『こころの病からの職場復帰』（編著、至文堂、2004年）など。監修に『メンタルヘルス＆ストレス・マネジメント』（日経VIDEO）。

日経文庫1135

メンタルヘルス入門

2007年4月13日　1版1刷
2008年2月25日　3刷

著　者　島　　悟
発行者　羽土　力
発行所　日本経済新聞出版社
http://www.nikkeibook.com/
東京都千代田区大手町1-9-5 郵便番号 100-8066
電話（03）3270-0251

印刷 奥村印刷　製本 トキワ製本所

ISBN978-4-532-11135-9

読後のご感想を弊社ウェブサイトにお寄せください。
http://www.nikkeibook.com/bookdirect/kansou.html